U0221496

# 戒烟不难

祖臣雷 著

天津出版传媒集团

天津科学技术出版社

**图书在版编目（CIP）数据**

戒烟不难 / 祖臣雷著 . — 天津 : 天津科学技术出
版社，2022.7

ISBN 978-7-5742-0142-2

Ⅰ . ①戒… Ⅱ . ①祖… Ⅲ . ①戒烟 – 通俗读物 Ⅳ .
① R163.2–49

中国版本图书馆 CIP 数据核字（2022）第 106018 号

---

戒烟不难

JIEYAN BUNAN

策划编辑：杨　譞

责任编辑：孟祥刚

责任印制：兰　毅

出　　版：天津出版传媒集团

天津科学技术出版社

地　　址：天津市西康路 35 号

邮　　编：300051

电　　话：（022）23332490

网　　址：www.tjkjcbs.com.cn

发　　行：新华书店经销

印　　刷：河北松源印刷有限公司

---

开本 880×1 230　1/32　印张 6　字数 120 000

2022 年 7 月第 1 版第 1 次印刷

定价：38.00 元

前
言

P R E F A C E

　　吸烟有害健康，道理人尽皆知。在漫长的吸烟生涯中，戒烟一事不断被提上日程，踌躇满志地开始，然后惨淡收场。为什么戒烟总是不能成功？这就需要我们了解其背后的成瘾机制，成瘾的特征是明确知道自己的行为有害但却无法自控。

　　吸烟成瘾包括生理依赖和心理依赖。生理依赖的核心为香烟中的尼古丁，它会刺激大脑和中枢神经分泌大量多巴胺，令吸烟者产生愉悦感。心理依赖的核心为心理需求，诸如"能提神""能减压""不抽烟怎么与人打交道"，等等，在这种心理暗示下，对香烟的心理依赖在生理依赖之前就产生了。

　　无论是生理烟瘾还是心理烟瘾，必须承认戒烟有难度，但绝非不可能。除非，你自己不想戒。戒不了烟的原因，有的人是受到了烟草公司宣传的误导，有的人是自欺欺人的认为吸烟无害，有的人是忍受不了戒断症状的痛苦。然而，更多的人是摆脱不了心理上的依赖，他们恐惧会因为戒烟无法缓解压力，不能集中注意力，更不能排解心中的不安和空虚。

　　戒烟究竟需要多长时间？一个月，一年，还是十年？不，只需要你读完这本书的时间！本书从生理、社会和心理三个层面分析烟瘾难戒的原因，指出这是由于人长期吸烟而产生了上瘾机制，包括身体依赖、心理依赖和习惯依赖。想要戒烟，不但要打破这个机制，而且必须是三方面的依赖同时得到解决。而且字里行间会渗透给你一种正向的积极暗示：戒烟时身体没有痛苦；戒烟不是只靠意志力；戒烟的难点就是心理恐惧。从而帮你克服心理恐惧，轻轻松松戒除烟瘾。

# 目
录

第三章
**我们吸的不是烟，是健康和生命**

第四章
**熄灭你人生的最后一根烟吧**

第七章

## 扛得住复吸的诱惑，你就赢了

第八章

## 戒烟是一辈子的事，不吸烟习惯养成法

# 第一章

# 戒烟为什么这么难

# 成瘾机制：
# 明知吸烟有害，就是戒不掉

"戒烟有什么难？我都戒了 1000 次了。"马克·吐温这句自嘲，恰见戒烟之不易。那么，为何明知道吸烟有害健康，还是忍不住去吸？这背后藏着的就是成瘾机制。

成瘾在临床心理学上被定义为：对个体有害，却无法主动停止的强迫性行为，是一种长期反复发作的病症。依靠该行为进行生活，是成瘾的核心特征。大多数人明知酗酒对身体不好，或者过度消费会使自己背上沉重的信用卡账单，但他们已经失去了理智，对这些行为有着十分强烈的渴望，难以断绝。

成瘾一般分为两类：第一类为物质成瘾，如酒精、毒品等；第二类为行为成瘾，如沉溺于网络游戏、疯狂购物等。而吸烟两者皆有，吸烟者无法放弃香烟，也难以割舍与吸烟相关的习惯，需要通过吸烟行为来满足生理和心理的需求。

关于为什么会成瘾，涉及与人体相关的三大成瘾机制：生理、心理及环境，这也是成瘾难以戒除的根本原因。

## 1. 生理成瘾机制

大多数人会将个人的成瘾行为归咎于意志力薄弱，但实际上，一旦"瘾"真正形成之后，就不仅仅只是意志力的问题，而是大脑结构出现了变化，也可以说大脑被外界的刺激所劫持。

当人们所摄入的化学物质改变了大脑，从而影响自身的判断力和控制力，就会出现成瘾的症状。而关于这种成瘾机制，一共存在两种解释：第一种，研究证明，具有成瘾性的化学物质会伤害人体大脑中的前额叶皮质和杏仁核，前者是负责掌控人体进行控制、判断和计划的区域，后者则负责人体的情绪。一旦两者遭到破坏，就会对人们的行为造成十分严重的影响。比如，吸毒。

而另一种解释为多巴胺的分泌，是目前最为广泛接受的解释。多巴胺是一种由大脑细胞分泌的神经递质，能够让人们产生愉悦感，当人受到某种刺激时，一旦多巴胺的分泌增加，就会启动大脑内部的奖励机制，给人带来强烈的愉悦感。长此以往，该奖励机制就会形成闭环，导致成瘾的出现。

加拿大麦吉尔大学的詹姆斯·奥尔兹和皮特·米尔纳曾进行了一项实验，他们将电极接入白鼠的脑部，白鼠通过触碰笼子内的某个装置而获得脑部的刺激，甚至放弃了日常的饮食，直到自己筋疲力尽。经过进一步提取，白鼠受电极的大脑区域所释放的化学物质就是多巴胺。

吸烟也是如此，烟草中的有害物质跟随血液进入大脑，刺激大脑分泌多巴胺，让吸烟者获得一种愉悦的感受。一旦身体内的烟草成分降低，多巴胺的分泌量就会迅速下降，需要再次补充，如此反复，大脑中就形成了一个对香烟依赖的奖励回路。

## 2. 心理成瘾机制

心理成瘾的核心是心理依赖，当人们处于婴儿时期时，就需要形成依恋关系，大多数人会将这种关系投注到最原始的需求上，比如，食物、爱抚及他人对自己的关爱。一旦这些个人心理需求得不到满足，人们就会对外界形成一个错误的观念，认为所有无法掌控的东西都是不可靠的。这时，人们就会将一些最原始且受自己控制的物品变成自己最信赖，也是最依赖的对象，而不再去与其他人建立联系。这就是导致心理成瘾的根本原因。

当人们抓住某一个能够满足自我心理或精神需求的物品时，就会与这件物品建立联系，比如，人们知道吸烟能够在难过的时候，缓解自己的情绪，就会从心理上依赖香烟。而在行为主义的分析上，是由于吸烟满足吸烟者内心需求，该结果强化了吸烟行为。这时，香烟就成为一种满足人们内心需求的需要。

## 3. 环境成瘾机制

环境成瘾机制的本质是一种趋利避害的心理防御机制，是心理成瘾机制的分支。从社会学习的角度来看，成瘾是由于当事人受到了家庭或环境的影响，从而形成的难以控制的行为。比如，家庭或周围的环境中很多人吸烟饮酒，当事人也可能会沾染这些习惯，并慢慢地滥用或者依赖性的使用。

因此，对于吸烟者难以戒除香烟而言，他们在被不断指责意志力薄弱、没有决心、没有毅力的同时，更需要的是来自外界的帮助，用以重塑身体以及心理上的需求闭环。

# 尼古丁的致命诱惑

烟草中的尼古丁是导致人们吸烟成瘾，并难以戒除香烟的主要原因。它与毒品类似，具备成瘾的三大特征：耐受性、戒断症状和成瘾行为。虽然香烟对人体的危害没有毒品那样明显，但依然会给人们造成一定伤害。

尼古丁是一种存在于茄类植物中的生物碱，在很多茄类植物中均有发现，如茄子、番茄、土豆、枸杞等，其中以烟草中的尼古丁含量最高。尼古丁像其他毒品一样，大多数人在初次吸食时会出现如胸闷、恶心、头晕等诸多不适，一旦适应尼古丁对大脑和中枢神经的刺激，就会促使人体各种器官对尼古丁产生依赖性，导致烟瘾的出现。

尼古丁令人难以抗拒的主要原因在于奖励效应和多巴胺。那么，为什么人们在进行吸烟这种能够对身体造成伤害的活动时，奖励中心会分泌大量的多巴胺作为奖励？这是因为尼古丁可直接跳过外界刺激、神经递质传导等多项步骤，直接与大脑和中枢神经系统的尼古丁受体结合，促进多巴胺的释放。

在吸烟的过程中，吸烟者大约会摄入2毫克左右的尼古丁，在人体肺部进行交换时进入血液，经血液输送到大脑和中枢神经，穿过血脑屏障，进入大脑与神经细胞受体进行结合，产生多巴胺，而整个过程仅仅需要七秒钟。如此简单且便捷的获取愉悦感的方式，让人难以拒绝，甚至遗忘。

与任何进入人体的物质一样，尼古丁也要经过新陈代谢，吸烟者摄入的尼古丁会通过尿液排出体外，这也是吸烟量增长的原因之一，吸烟者需要不断地摄入尼古丁才能让自己感到满足。当尼古丁进入身体后，会跟随血液在体内循环，一支烟所含有的尼古丁完全从体内代谢出去大约需要 6 到 8 个小时。但是，尼古丁的衰弱期只有 2 到 3 个小时，一旦吸烟者停止吸烟，体内的尼古丁含量就会迅速降低，无法继续获得已经产生适应性的愉悦感，出现戒断反应。比如，精神萎靡、全身无力等症状。由于尼古丁的高作用速率和高消退速率，使吸烟者在长期吸烟过程中获得愉悦感十分有限，因此，吸烟者需要时刻维持体内尼古丁的浓度，也就是按照一定频率吸烟。

吸烟者一旦戒烟，身体内的大部分尼古丁将会通过新陈代谢，在 48 小时到 72 小时之间排出体外，但附着在脂肪细胞和其他身体部位的尼古丁则需要更长时间。基本上只要在三十天内不再摄入尼古丁，体内的尼古丁就会被完全稀释代谢。

尼古丁除了促进多巴胺分泌，让吸烟者感到愉悦之外，还能够放大人们从其他活动和药物中获得的快感。在早期的一项实验中，科学家通过研究发现尼古丁会促使动物更加主动地摄食可卡因，但可卡因并不会引起尼古丁成瘾。哥伦比亚大学的研究人员丹尼斯·坎德尔进一步确认了尼古丁产生关联效应的分子机制：尼古丁会增加一种关于学习过程奖励回路的基因表达。

但在最新的一项研究中，匹兹堡大学医学院的研究人员又证实了尼古丁似乎对其他非成瘾性药物活动具有促进作用。研究表明，尼古丁能够增强视觉和音乐刺激带来的快感，降低了吸烟者在视觉和听觉方面感到厌倦的速度。简单来说，就是尼古丁能够延长吸烟者从其他活动中获得的乐趣，这也是为什么在酒吧、迪厅等娱乐场所吸烟人群多的原因。

当吸烟者被强制戒烟后，往往会出现焦虑、失眠等戒断症状，产生极大的痛苦，不仅是因为身体对尼古丁的渴望，还可能是缺乏尼古丁的二次强化效应导致。在缺乏尼古丁的情况下，再次参加某些活动会使吸烟者并没有以往那么开心。因此，在戒烟的过程中，以嚼口香糖、嗑瓜子的行为替代法来辅助戒烟的治疗，往往是很难奏效的。这一发现能够有效帮助吸烟者在戒烟的过程中制定新的预防策略。

尼古丁的诱惑来源于一种虚假的快感，只是在干扰正常奖励机制的情况，强行分泌多巴胺。一旦吸烟者适应并认可这种方式，那么在接下来的生活中，将失去生活中的很多乐趣。

# 元认知的漏洞，
# 让你从讨厌到离不开

很多人在吸烟之前一定知道香烟具有一定的成瘾性，按道理讲，由于主观意识的存在，人是最不应该上瘾的，但依然有很多人深陷烟瘾之中，无法自拔。造成这一结果的根本原因，就是元认知中的漏洞。

元认知，是指对认知的认知，即人们一方面进行着各种认知活动，另一方面又要对这些认知活动进行监控和调节，而这种对认知活动的再认知就是元认知。简单来说，就是人们具有一种站在第三方立场上客观观察自己的能力，这种能力可以使人们避免形成一些非健康的习惯。

但是，元认知存在一个很大的漏洞，就是人们只能对一些突如其来的剧烈变化心存警惕，而忽略掉在潜移默化中产生的影响。也就是说，一些成瘾的东西，都是在一个循序渐进的过程中，借助元认知的漏洞，避开了元认知的监测，让人们形成依赖。

这种过程很像"温水煮青蛙"，美国康奈尔大学做过一项有名的实验，实验者将一只青蛙突然扔进一口盛满沸水的锅内，青蛙感受到高温的刺激，用尽全力跳出了水锅。但在第二次实验中，实验者将这只青蛙重新放入锅内，锅内盛满了冷水，并偷偷在锅下面加热。起初，青蛙安静地待在水里，随着水温的升高，青蛙意识到危险，准备跳到锅外，但为时已晚，热水已经让它变得全身瘫软，无法动弹。

当然，煮青蛙的目的是为了研究温度和神经反射的关系。在温度变化明显时，青蛙可以迅速跳出，是因为热刺激使青蛙出现了应激反应。但在水温变化很小时，由于感觉适应的存在，持续的水温变化使青蛙适应了这种刺激，反射应激性降低，直到达到无法忍受的地步，最终失去逃生的机会。

对于吸烟者来说，上瘾过程就是一个"温水煮青蛙"的过程。在每个吸烟者的印象中，第一支烟一定会给吸烟者带来各种不适感，比如，头晕、恶心、呕吐。最初因好奇而尝试吸烟的人群，内心对香烟还是有所防备的，担心会产生烟瘾。然而，正是这种初次体验所获得的不适感令他们放松了警惕，甚至一些人认为吸烟不过如此，抱着"吸烟随时可以戒掉"的想法，频繁加入吸烟者的群体，一次又一次地吸食香烟。

但在这个过程中，吸烟者的身体内部发生了很大的变化，神经的敏感度会因香烟中的有害物质刺激变得迟钝，多巴胺的分泌也会降低。当这种情况恶化到一定程度时，只有在尼古丁的刺激下，多巴胺的分泌才会达到吸烟者所适应的水平，此时，吸烟者才真正体会到香烟存在的意义。

在吸烟之前，人们的兴奋度保持在一个正常水平，而通过吸烟潜移默化的影响，使人们对兴奋度的需求增高，而吸烟则能使人们在一瞬间体会内心的宁静。一旦吸烟者感受到吸烟的意义，就已经经历完香烟成瘾的过程，而这一切都是在元认知的监测下进行的。

相关证据显示，在患有烟瘾的青少年群体中，10%的人在首次吸烟后的两天内就会出现烟瘾症状，25%的人在一个月的时间内上瘾，超过半数的人当每月吸烟数量达到七支以上时就会上瘾。在传统观念中，只有每天至少吸食五支香烟才属于上瘾，但研究表明，一支香烟中的尼古丁含量就足以使大脑中的尼古丁受体达到饱和，在首次吸烟之后，尼古丁就会改变大脑的功能和结构，从而诱发烟瘾。这种改变是永久性的，也是为什么香烟一旦成瘾就难以戒除的原因。

在正常情况下，当吸烟者生病时也对香烟存在需求，且无法长时间在图书馆、学校、电影院等禁止吸烟的场所逗留，就说明吸烟者已经出现了上瘾症状。另一种确认自己上瘾的方式是，如果吸烟者尝试停止吸烟，会无端出现很多不适的感觉。

因此，吸烟者一定要明白，吸烟的烟瘾会在潜移默化中形成，并不会时刻受到主观意识的监督。一旦在停止吸烟后出现不适症状，就意味着吸烟者已经染上了烟瘾。

# 当吸烟成为习惯，
# 就已成为你人格的一部分

当吸烟变成了生活中的一部分，就会令人更加难以割舍。无论是好奇心的驱使，还是社交的无奈，人一旦沾染上香烟就会变得身不由己。行为心理学研究表明，21天的重复会将一个行为变成习惯，90天的重复会使这个习惯变得愈发稳定，吸烟在不断重复中就会变成吸烟者人格的一部分。

美国科学家以小白鼠为试验对象进行了习惯养成实验，在实验中，小白鼠们被豢养在一个具有诸多通道的容器内，实验者在容器的一角放置了一块具有香味的食物，当进入通道的门被打开后，小白鼠会跟随香味选择正确的通道，找到自己所需的食物。在实验的过程中，通道的门开启时，会发生一种声音，每当小白鼠听到这个声音时，就会闯进通道寻找食物。

在重复多次之后，小白鼠成功找到食物的时间越来越短。此时，它们在外出觅食的过程中，思考活动降低，行动路线也趋于固定。在不断重复中，小白鼠就形成了习惯。

在后续的实验中，实验者将食物替换成具有香气的有毒物质，或者在通往食物的通道中设置障碍，并关闭了通道大门打开的声音。在经历了中毒和打击后，小白鼠们放弃了对食物的欲望。但是，当实验者再次发出大门打开的声音时，小白鼠们依然会毫不犹豫地寻找食物，任何障碍都无法阻挡它们的行为。

习惯一旦形成，就很难改变，当一个观念深深地扎根在意识中，人们在无意识的情况下根本就无法让自己停下来，这就是人的潜意识带来的结果。很多人都有这样的经历：一个长期且固定的回家路线，却因为施工不得不变更一条新的路线，但在回家的过程中，如果自己没有关注该路线的变化，有时候就会因一不留神重新回到原来的路线上。因为潜意识一直都静静地存在着，一旦人们的显意识被其他事情吸引，潜意识就会立刻接管当下的行为，并让人毫无知觉。除非人们有意识地调整自己的潜意识，否则将不断重复以往的选择，并且毫不犹豫。

除此之外，像刷牙时将牙膏涂抹在牙刷上再放入嘴中，出门时锁门等行为，都不会被我们意识到，很多人也会因此在出门后出现门有没有锁之类的担忧。

习惯之所以难以改变，就是因为它已经成为大脑意识中的一部分，大脑会自动将这一系列行为变成一种常态行为，并维持很长一段时间。当然，习惯也存在一些优势，比如，在长时间不开车的情况下，人们在上车后依然能够熟练地操作。但是，大脑并不能区别习惯的好与坏，这就意味着一旦养成坏习惯，想要改变就会十分困难。吸烟就是如此，起床一支烟，饭后一支烟，睡前一支烟都像是刻在吸烟者骨子里的东西。

当吸烟者意识到吸烟有害身体健康，并发誓决定戒烟时，在一定程度上就是对吸烟习惯的纠正。但事实上，大多数的吸烟者的纠正本质上是意识上的压制，虽然有时候也能够起到一定的效果，可还是会出现复吸的情况。就像弹簧一样，压制得越厉害，反弹得也就越厉害，这也是为什么一些吸烟者在戒烟失败后，烟瘾会加重的原因之一。

吸烟既然是吸烟者人格的一部分，就意味着它反映着自己的某些内心需求。比如，一些沉迷于网络游戏的年轻人，他们之所以对上网欲罢不能，可能是因为现实中缺乏关注，或者学习压力太大，而网络则是他们选择的一种发泄渠道。而对于吸烟者来说，用一时的满足感和愉悦感来覆盖当下的郁闷和难过，也是这样的道理。这时，吸烟者就不应该将吸烟习惯放在自己的对立面，而是要去接纳和了解这种行为，因为它是自己人格的一部分，吸烟者就需要去确认它存在的必要性。否则，除了在不断压制，不断破戒的过程中独自懊恼，毫无益处。

习惯虽然很难进行纠正，但可以覆盖。比如，很多人利用零食戒烟，希望通过咀嚼来分散吸烟的注意力，在成功戒烟之后，这些人无疑会更喜欢零食。吸烟习惯的戒除，在于原有习惯在大脑中的固定神经模式，已经被吃零食所替代。当人们再次见到香烟时，关于吸烟习惯的神经冲动依然会出现，但却会被吃零食习惯的神经冲动所覆盖，难以控制行为。久而久之，吸烟的习惯也就彻底消失在生活中了。

# 对香烟心理上的依赖更难戒除

烟瘾包括两个部分：生理依赖和心理依赖。戒烟所戒掉的不仅是对尼古丁的生理需求，更是对吸烟行为的心理需求，而恰恰是这种心理需求，让戒烟变得难如登天。

一项研究表明，戒烟只需要 72 个小时就可以彻底摆脱生理依赖，但心瘾需要几十天，甚至几年的时间才能断绝。也可以说，吸烟者对香烟强烈的依赖感与香烟本身并没有太大的关系，实际上只是一个纯粹的心理问题。

心理问题是指由大脑活动失调所引起的各种异常的问题，最明显的特征就是长时间的心理冲突，表现为一些负面的情绪体验，比如，焦虑、抑郁、愤怒等，但心理问题不属于心理疾病，是一种正常的心理。

而对于烟瘾来说，从吸烟者的表现上来看，是对吸烟行为无法进行舍弃，从而形成的一种欲罢不能的现象，其核心在于吸烟者的背后存在一个如影随形的痛苦根源，不断蛊惑吸烟者明知不可为而为之，并且无法自拔。这就意味着一旦失去了这种痛苦根源，吸烟者就不会再对香烟产生依赖。

当一个吸烟者决定戒烟一段时间之后，他们就会出现戒断反应，内心发慌、压抑，逐渐出现焦虑、愤怒、魂不守舍、坐立难安等情绪。由痛苦根源所带来的生理体验，被大多数人看作是吸烟者身体内尼古丁等"烟毒"含量降低所导致，因此，将烟瘾归咎为香烟本身，以及尼古丁作用。而支撑这一观点的论据有两种：其一，是尼古丁作用神经中枢的成瘾理论；其二，是当吸烟者出现戒断反应，只要及时吸烟，就能立即驱走这种令人难受的体验。的确，尼古丁确实能够让吸烟者产生生理依赖，但却不一定是造成剧烈戒断反应的根源。

在戒断反应的问题上，大多数吸烟者忽略了两件事：第一，一些长期处于二手烟环境下的非吸烟者，同样摄入了大量尼古丁和烟碱，却并未出现因远离烟雾而难受的现象；第二，人的一切生理活动，都是由大脑的支配所完成，这就意味着人们每一个行为的背后，都将伴随着相应的心理活动。简单来说，戒烟其实就是发生了停止继续摄入尼古丁等烟毒和与戒烟对应的心理活动这两件事。因此，戒烟后出现的痛苦体验，基本上只与吸烟者的心理活动有关，这也是戒除烟瘾的难点所在。

何为戒烟？一些人会认为戒烟的核心是吸烟行为，也就是说，当吸烟者没有了吸烟行为，就是一个标准的非吸烟者。这个答案看似正确，却不够严谨，因为吸烟行为是一个典型的由诸多因素所导致的行为。比如，给一位不会吸烟的人点上一支香烟，对方会感到莫名其妙，而给一个具有强烈吸烟欲望的人一支烟，却无法点燃，对方会将其视为挑衅。因此，只有在所有因素完备的情况下，吸烟行为才能够完成，其中吸烟因素包括身体、香烟、火源、空气、吸烟环境及吸烟的念头。在这些因素里，除了吸烟的念头外，所有的因素非吸烟者同样具备。

戒烟的真正对象，是大脑中渴望吸烟的念头。而戒除这个念头，就意味着通过对抗、革除等心理活动，来强行将其赶出体外。在这个过程中，吸烟的念头和摆脱香烟的愿望，均来自吸烟者的大脑，两者相对作用，势必会产生巨大的压力，让吸烟者难以接受。

对香烟的心理依赖之所以更加难以戒除，其根源就在于念头的不可抗拒性。大多数吸烟者在戒烟时，一般都会选择压制吸烟的念头，用强大的意志力约束自身的行为，但无法将它从大脑中彻底清除。尤其是烟龄比较长的吸烟者，烟瘾一旦发作就会异常难受，尤其是见到、闻到或者听到与香烟有关的信息，或者凭借以往的行为习惯，面对压力时，吸烟的念头就会自动冒出来。这也是为什么很多吸烟者在戒烟多年之后，依然需要抵制香烟的诱惑，一时不慎就可能导致复吸的出现。

吸烟者在戒烟的过程中，不必本能地克制或压抑吸烟欲望，让它自生自灭，通过培养其他兴趣爱好来有效转移注意力，逐渐使吸烟的欲望彻底在大脑中消失。只有掐断内心对吸烟的欲望，才算是真正的戒烟成功。

# 测测你对香烟的依赖程度

　　根据相关资料显示，我国超过 50% 的吸烟者平均每天吸食 10 支之上的香烟，平均每天吸食 5 支以下香烟的吸烟者少于 10%，而且男性的吸烟量要远远大于女性。那么你一天内又吸几支烟呢？是属于轻度烟瘾者还是重度烟瘾者呢？我们可以测试一下。

| 烟草依赖综合征诊断标准 | | |
|:---:|:---:|:---:|
| 事项 | 选项 | |
| 吸烟欲望极为强烈 | 是 | 否 |
| 无法有效控制自身的吸烟行为 | 是 | 否 |
| 戒烟或有意识减少吸烟量后出现明显的戒断反应 | 是 | 否 |
| 吸烟出现耐受性，需要不断加大吸烟量才能获得满足感 | 是 | 否 |
| 因吸烟放弃或减少了很多日常兴趣爱好 | 是 | 否 |
| 明知吸烟危害却无法自拔 | 是 | 否 |

结论：在一年的时间内出现上述事项中的三项，即可视为患上烟草依赖综合征

| 烟草依赖程度测量评分表 | | |
|---|---|---|
| 事项 | 选项 | 分值 |
| 醒来后多久吸第一支烟? | 5 分钟以内 | 3 |
| | 30 分钟以内 | 2 |
| | 1 小时以内 | 1 |
| | 超过 1 小时 | 0 |
| 醒来之后的一段时间内吸烟量是否高于平时? | 是 | 1 |
| | 否 | 0 |
| 戒除什么时间段的香烟最令你难以接受? | 醒来第一支 | 1 |
| | 其他时间 | 0 |
| 患病时是否仍会吸烟? | 是 | 1 |
| | 否 | 0 |
| 在禁烟场所,是否也会出现强烈的吸烟欲望? | 是 | 1 |
| | 否 | 0 |
| 每天吸烟的数量? | 10 支以下 | 0 |
| | 20 支以下 | 1 |
| | 30 支以下 | 2 |
| | 31 支以上 | 3 |

结论:按照自己的实际情况根据事项中的问题进行选择,并为自己打分。0 分为不依赖;1 至 3 分为轻度依赖;4 到 6 分为中度依赖;7 到 10 分为重度依赖。

# 第二章

# 是时候改变一下
# 错误的吸烟认知了

# 吸烟是一种社交需要

当人们清楚地知道吸烟有害身体健康的时候，依然会为吸烟进行辩解，而社交需要就是广受吹捧的借口之一。但实际上，吸烟是一种社交需要完全是一种错误的认知。

这种认知的出现源自生活中一些看似促进社交的事例。比如，在一家公司中，由于室内不允许吸烟，所有吸烟的员工在午饭之后会聚集在楼下的吸烟处过一下烟瘾，并进行交流。吸烟行为的确起到了一个拉近双方距离的作用，但这必须建立在对方吸烟的前提下。如果对方不是老烟枪，而是游戏迷，同样可以通过游戏话题或者行为拉近彼此的关系。

因此，吸烟与否，对是否能够扩大自己的社交圈子并没有直接和必然的联系。关键在于融入，简单来说，就是当周围的人都在吸烟时，自己也吸烟，就会更快融入集体，让社交变得容易；当周围的人都在打篮球时，自己也会打篮球，在中场休息时间就很容易与人社交。

在吸烟是一种社交需要的谬论之下，衍生出一种"社交吸烟者"，他们没有烟瘾，也不是为了缓解紧张情绪，只是在一些聚会、社交活动或罕见的社交场合进行吸烟，他们之所以吸烟，就是为了更好地融入集体中。

吸烟更像是一种兴趣爱好，并不是一种社交的工具，吸烟只能让你结识更多的烟友，但其他的兴趣爱好同样能够达到相同的效果，吸烟促进社交只是一个伪命题。

而且，随着吸烟危害的普及，在新闻媒体的大力宣传之下，吸烟者的地位一再下降，吸烟也逐渐成为一种反社会的行为，各种公共场合的禁烟标志越来越多。而在很多人眼中，吸烟者也成了意志薄弱的人。于是，社会风气开始发生转变，越来越多的坚定吸烟者也开始考虑戒烟。一旦吸烟的群体数量大幅度减少，吸烟不仅无法帮助吸烟者更好地社交，还会因为自身的行为而遭到他人的排斥和疏远。

对于社交而言，两个人的确需要一个合理的契机来迅速突破彼此之间的安全距离，吸烟能够为两个"烟民"带来帮助，这是它所具备的优势。但这种方式完全可以用其他的方法进行替代，如爱好、家乡、学校等，交际的关键还是在于沟通，和他人见面时主动打招呼，即使一些平时不怎么熟的同事，不要一味等着别人主动向自己打招呼。留心对方的动态和近况，在沟通时根据对方近况进行问候和交谈，能够很好地找到聊天的话题，拉近双方的距离，让对方产生继续沟通的欲望。

吸烟是社交需要在本质上更像是一个逃避戒烟，心安理得吸烟的借口，吸烟者一定要纠正这种认知，避免长期的自欺欺人为自己的身体带来无法挽回的伤害。

# 无聊时，来根烟好打发时间

百无聊赖的时候，点上一根烟，手指有了依托，内心似乎也有了着落。于是，很多人认为，吸烟可以缓解无聊。但事实上，吸烟行为不仅无法帮助你缓解无聊，还是让你产生无聊感的根本原因。

为什么吸烟者会认为吸烟能够缓解无聊呢？我们先来了解一下人为什么会感到无聊。

无聊是一种情绪状态，源自一个人对当前事物的态度发生了转变。比如，常年在流水线上工作的一线工人，他们的工作单调且乏味，却始终需要保持一种高度集中的状态。对于工人而言，这项工作已经不再具有吸引力，就会产生无聊感。除此之外，当你在面对一件自己不感兴趣的事情时，内心出现的消极情绪，也会促进无聊感的产生。

吸烟时，你的大脑并不会反复强调"你正在吸烟"，但如果你开始戒烟或在一段时间内没有吸烟，大脑就会意识到"吸烟"这件事情的存在。

尼古丁具有成瘾性，当你在一段时间内没有吸烟时，就会出现戒断反应。如果此时你正沉浸在某种特定的环境中，或者专注于某件事情，同时又没有外界的干扰来为自己施加压力，你就不会意识到戒断反应的出现。但是，如果你处于一种无所事事的状态，当戒断反应出现时，你的注意力就能够瞬间察觉到痛苦，为了缓解这种痛苦，你就会为自己点上一根烟，捕捉戒断反应消失那一刻的快感。

戒断反应会给你带来焦虑和抑郁的感受，当你通过吸烟补充过尼古丁之后，这种焦虑和抑郁的感受就会消失。因此，在无聊的状态下，吸烟才让你认为缓解了无聊感。其实它只是消除了戒断反应带来的痛苦，而并非为你找到了新的快乐。在消除戒断反应之后，你依然会处于一种无聊的状态，继续等待着第二次戒断反应的到来。

从生理学角度来讲，吸烟可以缓解无聊的错觉，源于烟草成分对人体的伤害。在吸烟的过程中，烟雾中主要的化学物质为尼古丁和一氧化碳，其中尼古丁作用于人体的中枢神经，让人产生依赖感，而一氧化碳则会大幅度降低人体的精力。当一氧化碳被吸入人体之后，通过剥夺氧气在血液中的载体，从而迫使身体缺氧。

而一旦人体中的氧气不足以维持各大器官正常的生理活动时，人们就会感到身体乏力，精神萎靡，大脑也开始变得迟钝、不愿思考。长此以往，在疲惫的身体条件下，你就越来越倾向远离那些需要付出诸多精力的事物，比如，运动、户外活动、工作等，并倾向于维持一种无所事事的状态。于是，在烟草长期的侵蚀下，你就会总是感到无聊，并试图用吸烟来缓解无聊。但实际上，当你无事可做的时候，一根接一根地吸烟，重复这种动作本身就是一件无聊的事情，并没有改变你内心的情绪状态。

因此，吸烟并不会缓解无聊，反而会促使你的生活变得无聊。大多数吸烟者所信奉的"吸烟能够缓解无聊"根本就是无稽之谈，只是在周围人的洗脑之下产生的错误观念。就像嚼口香糖能够使人放松一样，其实磨牙只不过是人们在承受压力时的下意识反应，而口香糖的作用，也不过是给你一个正当的磨牙理由。当你看到一个人在不停地嚼口香糖时，你可以仔细观察他的精神状态，是紧张还是放松。

无聊是由于对事物的价值判断出现转变或内心的消极情绪导致。此时，要说服自己以一种积极的心态面对，比如出门散散步，兜兜风，换一个环境。或者约朋友去逛个街、看个电影，做一些双方都感兴趣的事。除此之外，你还可以尝试培养一些兴趣爱好，像画画、唱歌、看书等。用这些积极的事情，去代替抽烟缓解无聊。

# 忙完了吸支烟，难得的享受

很多吸烟者相信，在经历高强度脑力或体力劳动后，吸一支烟能够帮助他们有效放松紧绷的神经，缓解大脑和身体上的疲劳。尤其是高强度的体力劳动者，在工作间隙吸一支烟，身体仿佛恢复了生机和活力，是一种难得的享受。

事实并非如此，吸烟缓解疲劳其实是吸烟者的一种认知偏差。在国家卫健委发布的《中国吸烟危害健康报告》中指出，香烟中的主要成分尼古丁其药理以及行为学过程与成瘾性毒品相似，能够让吸烟者产生依赖感，也就是烟瘾。同时，尼古丁在体内的代谢速度非常快，大约40分钟其含量就会下降到25%。随着尼古丁含量的下降，就会引发脱瘾症状，主要表现就是出现心理上的空虚感。

这种空虚感也被称为"尼古丁饥饿感"，它与生理上的饥饿感相似，且不会造成肉体上的刺激，只会令吸烟者心痒难耐，并随着时间的增加而逐渐强烈，只有吸食一支香烟，补充体内的尼古丁，才能减少当下的痛苦感。

因此，吸烟缓解的疲劳的本质，其实是烟瘾发作给吸烟者带来了痛苦，诱导吸烟者吸食香烟缓解痛苦，随着体内尼古丁含量下降再次感到痛苦，如此反复。在这个过程中，吸烟者的大脑就会出现认知偏差，将痛苦减少看作是产生愉悦感。举一个简单的例子：一位女士去参加宴会，但由于礼服太小，为了避免礼服崩开，她整个晚上不得不提气收腹。回到家中后，她立刻脱掉了礼服，身体瞬间失去了束缚，感觉十分舒适。又或者说，一个人被人打耳光，一小时打20个，但由于施暴者在某个时间节点忘记了这件事，他看似获得了片刻的欢愉，但实际上只是减少了附加在他身上的痛苦而已。吸烟亦是如此。

对于吸烟，很多吸烟者的认知都是不合逻辑的，他们会在紧张的时候吸一支，放松的时候吸一支，开心的时候吸一支，难过的时候吸一支。在完全相反的场景、完全对立的情绪之下，吸烟者都需要吸烟，这就能够证明有时候吸烟者所列举的吸烟的"好处"，如缓解疲劳，精神享受，都不过是借口罢了。

疲劳的产生更多源自脑力或体力急剧消耗，导致肌肉张力下降，体内二氧化碳含量升高，各项机能出现了不同程度的下降。在正常情况下，一般人只需要短暂的休息，身体就会自动修复神经，缓解肌肉疲劳。在吸烟的过程中，吸烟者同样是处于一种休息的状态，但烟瘾却会覆盖这一状态，只有吸食香烟后才能使吸烟者达到正常人的休息状态。

尤其是经过一些高强度体力工作或剧烈运动之后，吸烟非但无法缓解吸烟者的疲劳，还会使身体更加疲劳。在持续高强度运动时，人体内的脂肪会持续氧化，为身体提供必要的能量，此时，身体需要摄入大量的氧气来满足氧化需求，因此，如果想要缓解身体的疲劳，很大程度上取决于氧气的摄入和营养物质的补充。而吸烟会使吸进体内的氧气减少，从而加剧疲劳状态。

其实，吸烟者从来没有享受过吸烟行为，都只是受到了痛苦减少的蒙骗。我们可以回忆一下，在最初的吸烟场景里，自己是否真正享受到了吸烟带给自己的感觉。绝大多数吸烟者在初次吸烟时，第一口烟雾进入身体的感觉一定是极为痛苦的，无论出于什么样的原因，第一次吸烟往往都会遇到以下的几种情况：被香烟的烟雾熏得泪流满面；吸进烟雾时剧烈的咳嗽；出现头晕、恶心等症状。这些情况都不会使吸烟者产生享受的状态。

一些吸烟者偏执地认为吸烟就是一种享受，也许是他们此时关于初次吸烟的记忆已经变得模糊，或者在第一次吸烟时，心理上得到了某方面的满足，比如，满足了心理上对吸烟的好奇，又或者通过模仿电影或电视剧中明星偶像的吸烟姿势，装酷、耍帅，提高自己的自信程度，但在这个吸烟过程中所出现的愉悦感和满足感并不是香烟带来的。无论在哪一个年龄阶段，当吸烟者第一次将烟雾吸入体内时，一定会咳嗽，这是一个不争的事实，甚至在连续吸食 3 支以上时，吸烟者肯定会感到恶心。

因此，吸烟并不能给吸烟者带来享受，只是烟瘾发作后的被迫行为，想要真正享受生活中的美好，除了戒烟，别无选择。

# 心里很烦，吸根烟才能平复心情

一般销售员、公司高管等高压人群都是重度烟民的主要群体，他们往往将吸烟作为缓解焦虑，平复心情的一种手段。然而，吸烟根本就无法起到缓解压力的作用，所谓"吸烟释压"不过是心理上的一种错觉罢了。

美国国际压力研究院的塞利博士认为，压力是一种主观感受，当某种情况超出个人能力所能应付的范围时，与压力相关的焦虑、烦躁等情绪就会出现。压力的核心是对压力来源、对社会以及自我等方面的有效认知。

对于一些误认为吸烟能够缓解压力的吸烟者来讲，该误区的产生存在两方面的原因：一方面是生理原因。香烟中的尼古丁极易被人体吸收，在短短数秒中到达大脑，作用于神经，使吸烟者产生一种轻松愉快的感觉，看似缓解了压力，远离了令人烦躁的情绪。除了香烟之外，各种毒品也具有这种效果，两者之所以存在缓解压力的效果，就在于它们的成瘾性。众所周知，尼古丁与毒品相似，具有耐受性、戒断反应和成瘾行为等特点，在长期的吸烟过程中，吸烟者的机体对尼古丁产生了耐受性，想要获得吸烟产生的愉悦感就不得不摄入更多的尼古丁来满足烟瘾。

在生活中，少部分的压力和不适感来源于日常生活和情绪，但在烟瘾形成之后，大部分的焦虑和不适感则来自体内尼古丁含量的下降。在及时补充尼古丁之后，烟瘾得到缓解，身体的不适感出现消退，压力随之消失。这就导致了吸烟者产生了"吸烟缓解了压力"的错觉，实际上，吸烟所缓解的不过是烟瘾发作所产生的焦虑和不适而已。在外界的事务尚未得到解决之前，那一部分的压力依然得不到缓解，但这部分压力却会被强烈的愉悦感和满足感所掩盖，直到再次刺激神经才能重新显现。

另一方面则是心理上的原因。心理学研究表明，重复的行为能够减轻焦虑，人在一个熟悉的环境下，会更具安全感，就像日常的吃零食和购物一样。在这种情况下，对安全感的渴求会刺激人们持续吸食香烟，起到正性的强化作用。比如，一个人在经历失业、失恋、失去亲人的多重打击下，往往会通过不断地吸烟来平复自己的心情。但如果吸烟的驱动力为烟瘾，是由戒断反应所导致，内心逼迫理智去吸烟，其结果就会适得其反，起到负性强化作用。

假设一名非吸烟者正在为生活中的琐事而烦恼，吸烟者递给对方一支烟，那么非吸烟者的烦恼会消失吗？显然是不会的，相反，他还会因吸烟而出现头晕、咳嗽、窒息的感受。而消除压力和烦恼的方式只有两种，一种是解决压力来源，另一种就是忘记，其他方式都是认知上出现的幻觉而已。

在一项研究调查中，英国的研究人员对大约五百名参与实验的吸烟者进行了长期的观察。他们吸烟的初衷更是五花八门，其中"好奇"和"应对压力"两种原因占比最高。在为期六个月的考察中，在开始前和结束后，实验者对每一个参与者进行了心理测试，结果显示，几乎所有戒烟成功的吸烟者的焦虑程度都出现了明显的降低，尤其是那些吸烟初衷为"应对压力"的人群，焦虑感下降最为显著。研究人员根据大量实验数据得出了一个结论：烟瘾在制造压力，放大压力，并逐步瓦解人们应对压力的能力。

除此之外，英国心脏基金会通过发布调查报告显示，只有戒烟才能有效提升人们的精神心理健康。在针对超过六千名四十岁以上的民众进行的调查中显示，大约20%的吸烟者曾表示自己长期遭受抑郁症和焦虑症的困扰，而这一情况在非吸烟者中仅仅占有10%的人数比例，且在戒烟人群中为11%的人数占比。因此，结果表明，吸烟者更容易出现焦虑、烦躁、心情不适的情况。

关于吸烟是有助于缓解压力的认知问题，最难以解决的点就在于吸烟者很难察觉和判断自己认知上的错误，一些人甚至固执地相信自己的判断，不存在任何疑问。这种态度往往会使吸烟行为越演越烈，这种借口也会成为光明正大吸烟的保护伞。因此，当吸烟者感到难过时，就需要告诉自己：吸烟不会令我感到愉悦，更不会让我摆脱焦虑和压力，只不过是一种自欺欺人的懦夫行为罢了。

# 有人吸烟一辈子，照样长寿

在生活中，一些瘦骨嶙峋的老人经常怡然自得地吞云吐雾，这种活生生的例子仿佛就是在告诉所有的吸烟者：即使吸烟，照样能够活得很久。当他人提及吸烟危害身体健康时，一些吸烟者就会以"长寿"的例子反驳："你看那些抽烟的人，活到七八十岁身体依然硬朗""一个九十多岁的老烟民曾说过，以前劝他戒烟的人都死了"。

但吸烟的危害早就已经被证实，这项研究开始于1951年，英国的两名流行病学家多尔和希尔通过对六万名医生进行调研，得出结论：长期吸烟的人，肺部出现肿瘤的发病率比普通人要高出5到24倍，吸烟量越大，烟龄越长的人，对肺部的损害也就越大。除了肺部之外，长期吸烟也会对咽喉、口腔、胃部等部位造成很大的伤害，罹患相关疾病的风险要高出普通人许多。

不得不承认，在庞大的吸烟人群中，确实存在某些高龄的吸烟者，这属于概率问题。《英国癌症杂志》在2004年发表了一篇论文，具体阐述了欧洲等国家不同群体男性的肺癌死亡率，如下图表显示。

数据显示，非吸烟者在75岁罹患肺癌的概率只有0.3%，而

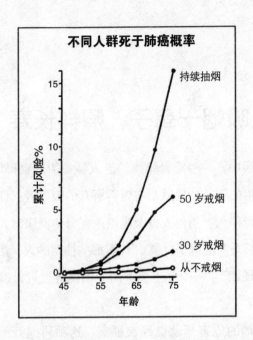

**不同人群死于肺癌概率**

累计风险%

持续抽烟

50 岁戒烟

30 岁戒烟

从不戒烟

年龄

长期吸烟人群患病的概率为16%，两者的差距接近50倍。假设每天吸烟数量超过5支，吸烟者在75岁时死于肺癌的概率为25%。戒烟越早，死于肺癌的概率就越小，30岁戒烟概率只有不到2%，50岁戒烟也不到6%。

　　长期吸烟的人群会有多少人死于肺癌呢？根据肺癌死亡概率分析，在六个人中会有一个人在75岁时死于肺癌，如果附加吸烟量的条件，结果为每天吸烟量超过5支的吸烟人群，四个人中会有一个人死于肺癌。因此，一些人长期吸烟却并未死于肺癌，是一件很正常的事。

　　"吸烟一辈子，照样长寿"实际上是一个伪命题，它是吸烟者的一种心理错觉。在生活中人们经常与自己拥有相同特征的人进行对比。以吸烟为例，在面对一些八九十岁存在吸烟习惯的老人时，内心很容易就会产生"吸烟者都活到了八九十岁"的认知，但这种结论的得出是不客观的，因为短命的吸烟者早已化作一捧黄土，再也无法向吸烟者传递"吸烟不会长寿的信息"，因此，吸烟者在与他人理论时，就总会拿这些证据来试图说服对方吸烟与寿命之间的无关。

这实际上犹如心理学上的"幸存者偏差"一样，"吸烟无害论"也陷入了一种逻辑谬论中，将观察到的现象误认为事实，而吸烟短寿就变成了"沉默的证据"。

在心理学上，人们一般只相信自己愿意相信的东西，这会再次加重"幸存者偏差"。比如，烟民在不想戒烟的情况下，会更加倾向于相信那些吸烟且长寿的特例。对于一些无法戒烟的人来讲，"吸烟有害论"就像警报一样时刻提醒着他们，吸烟是一件多么错误的事情，但无法戒烟的事实摆在面前让他们无法选择，只是相信"吸烟无害论"，使自己的吸烟行为和难以戒烟的事实显得合情合理，他们就更倾向于观察一些吸烟长寿的特例。

因此，对于吸烟者而言，戒掉香烟才是一个让自己长寿的秘诀。如果心存侥幸，一味地相信自己的谬论，不仅无法长寿，反而还会成为随时压垮自己的一道"催命符"。

# 吸烟有助于保持身材苗条

一直以来，网上总是流传着"吸烟减肥，戒烟发胖"的说法，使很多追求身材之美的女性对烟草趋之若鹜。尽管在努力宣传戒烟的情况下，女性吸烟人数有所下降，但女性吸烟者依然占据女性总人口的 18%。

李娜是一名平面模特，在入行前因高颜值和身高优势选择进入媒体行业，但在几家传媒公司的面试，都因体重超标而落选。在闺蜜地劝慰下，她开始进行运动减肥，让自己的体重保持在 50 千克以下，最终成功进入一家传媒公司。

但在繁重的工作压力下，她的体重又回到了原点，再次瘦身之后，她选择通过吸烟来维持身材，体重虽然得到了控制，她却染上了严重的烟瘾，从一天几支到一天几十支烟，一发不可收拾。

吸烟真能够帮助人们保持身材吗？站在客观的角度上回答，可以。因为研究发现，吸烟具有抑制食欲的作用，能够在一定程度上控制体重。在整个过程中，尼古丁起到了重要的作用，尼古丁能够刺激大脑神经，产生饱腹感，同时，长期吸烟会影响人的神经系统感知能力，使人们的味觉变得迟钝，无法清晰地感受食物独特的滋味，或者吃所有的食物都味如嚼蜡，严重影响食欲。当吸烟者每日摄入的食物相对较少时，当然就可以保持一个苗条的身材。

也就是说，香烟中的尼古丁会提高吸烟者的心率，进而会使身体内的新陈代谢速度加快，所以大部分吸烟的人体重都比较轻。反之，当他们戒烟成功之后一段时间，随着尼古丁在人体内含量逐渐减少，甚至消失的时候，他们的食欲也会逐渐恢复，身体就会发胖。

但这是一种病态的减肥瘦身的方法。众所周知，肥胖的主要原因是摄入的热量过多，无法代谢完全而导致脂肪堆积。可吸烟并不会减少储藏在身体内的脂肪，而是通过减少每日的热量摄入，使能量供不应求，被迫分解体内的脂肪。如此一来，吸烟所导致的食欲不振很可能会使吸烟者出现营养不良的情况。

因此，吸烟与保持身材并没有直接的联系，只是通过抑制食欲达到该目的，与节食减肥的性质并无二致。但仅仅为了保持身材苗条而选择吸烟，则是万万不可取的，因为相比减肥，吸烟的危害性过于严重，不仅会提高患肺癌的概率，长期节食也会对胃部造成伤害。

# 吸烟能集中注意力，激发灵感

很多吸烟者都认为吸烟能够帮助他们集中注意力，常常工作一段时间就不得不去室外或卫生间吸一支烟，然后再次投入工作中去。当吸烟者出现焦虑、烦躁等干扰注意力的情绪时，往往也会通过吸烟来稳定情绪。可吸烟与注意力之间真的有关系吗？事实上，吸烟对集中注意力并没有任何帮助。

吸烟者之所以轻信"吸烟集中注意力"的观点，就在于一味跟随自身感受，止于现实的表象，而忽略了注意力分散的原因。当吸烟者需要集中注意力的时候，将自动忽略其他方面的感受，如周围的光线、温度等，而在吸烟时，也会忘记自己正在吸烟的事实。从而将找回状态归功于吸烟。

实际上，吸烟者注意力分散很大程度上是由烟瘾导致的，通常尼古丁的代谢为一个小时，在一个小时的时间内不吸烟，戒断反应就会出现，然后随着时间的延长越来越强烈，让吸烟者不得不中断当前的事务，从投入状态中挣脱出来。如果吸烟者想要再次进入工作状态，首先就需要解决戒断反应所带来的烦躁、心慌等症状，吸烟是必须的了，在吸烟之后，分散注意力的因素消失，吸烟者的注意力自然而然就能够快速集中。

在这个过程中，吸烟者做出判断的时机一定是在吸烟时，或者吸烟之后，当戒断反应发生时，吸烟者所出现的烦躁情绪会干扰正常的思考，使吸烟者认为自己的注意力出现了分散，而在吸烟之后，戒断反应消失，吸烟者会有意识地观察注意力是否能够集中，就产生了"吸烟有助于集中注意力"的错觉。

其实，吸烟不仅无法帮助集中注意力，还会使注意力分散，香烟不完全燃烧所产生的一氧化碳会使血液中的含氧量下降，致使大脑供氧不足，使吸烟者难以集中注意力。

正常情况下，人的注意力是无法长时间集中的，会受到周边的很多因素的干扰而走神，因此任何人的内心情绪难免会产生一定的波动。人之所以能够保持注意力集中，一方面在于对专注的事情比较感兴趣，另一方面在于内心的平静，没有发生过多的心理冲突。毫无疑问，烟瘾发作将会打破这一平静。

除了"吸烟有助于集中注意力"，"吸烟能激发灵感"也是吸烟者认知中的一大误区。确实，很多艺术家和作家都拥有吸烟的习惯，像老舍、鲁迅、贾平凹等作家都是香烟的忠实爱好者。据鲁迅的朋友回忆，鲁迅在生活中基本上烟不离手，每天要消耗大概两三包香烟，每一部经典的著作都是在烟雾缭绕的环境中创造出来的。

但是，吸烟诱发灵感的说法并没有科学依据，更多时候只是起到刺激大脑，保持兴奋的作用，因为长时间的思考容易疲倦。实际上，灵感的出现更多源自自身的创造力，需要一个激发的过程。关于创造力，科学家研究发现，在年幼的孩子群体中，活跃、多动的孩子往往比安静的孩子拥有更强的创造力。一个存在间歇性转笔的孩子，虽然学习成绩不佳，却也能够攻破其他学生难以下笔的难题。而这些被人忽视，甚至希望纠正的小动作就能够促进创造力或灵感的产生，对于作家而言，也是如此。

可没有转笔等小动作的学生依然能够考取高分，不吸烟仍获得诺贝尔文学奖的作家也多不胜数。小动作其实只是创作者们思考时不经意做出的能够使自己放松的行为，也就是说，吸烟也好，转笔也罢，不过是思考过程中的下意识行为，灵感乍现只存在思考的前提下。

试想一下，如果一名作家没有吸烟的习惯，在灵感枯竭之时，吸烟能否帮助他理清思绪，构思出精妙的故事？对于某些没有生活阅历，不懂得感受细微之处的人而言，在吸食一支又一支香烟后，会继续陷在毫无头绪的状况中。

无论是注意力集中，还是激发灵感，吸烟的利弊都需要吸烟者从辩证的角度去分析，不能单纯被事实表面的现象所迷惑。尤其是染上重度烟瘾之后，吸烟者一般会认为香烟无罪，将各种过错归咎于生活中的其他方面，甚至将人们口口相传的吸烟的"益处"作为自己继续吸烟的借口。

# 就算不吸烟，
# 也躲不开二手烟三手烟

烟民中曾广为流传着一种说法："二手烟的危害远远大于一手烟，不吸烟的人要比吸烟的人受到更多的伤害，与其吸二手烟，还不如主动吸一手烟。"这让很多非吸烟者对二手烟产生了恐慌，也让吸烟者找到了一个吸烟的借口。

一手烟、二手烟，甚至三手烟是如何定义的呢？在吸烟的过程中，吸一口烟往往需要三步：吸进去，停顿，呼出来。当吸烟者用力吸气时，烟草加速燃烧所产生的烟雾会跟随呼吸进入身体，这种"烟"就被称为主流烟。香烟在燃烧时，即使没有人为干涉也会产生一定的烟雾，扩散到空气中，这种"烟"就被称为侧流烟。当主流烟进入身体，在肺部进行交换后，呼出体外，扩散到空气中，依然属于主流烟。一手烟是指吸烟者吸入的烟雾，二手烟由环境中的主流烟和侧流烟组成，至于三手烟，则泛指吸烟者或非吸烟者在脱离吸烟环境后，残留在衣服、头发、皮肤等表面的烟雾成分，以一种吸附气体颗粒的状态存在。

经过研究发现，主流烟和侧流烟虽同属一支烟的产物，但两者的成分却存在一些区别，主流烟呈酸性，而侧流烟呈碱性，但大致还是以尼古丁、一氧化碳和焦油为主。如果点燃一支香烟进行测试，在燃烧不充分的情况下，相同质量的二手烟所包含的有害物质确实要高于一手烟，其中二手烟中的一氧化碳含量是一手烟的五倍，烟碱含量是三倍，致癌物质的含量要高达几倍或几十倍。

二手烟作为一种主要的呼吸道刺激物，不仅会导致呼吸道疾病，严重者还会导致肺癌。尤其是一些患有肺病的人，在接触二手烟时，通常会导致症状的恶化，包括呼吸短促、咳嗽等情况。美国环境保护署的一项数据表明，二手烟每年可造成大约3400万非吸烟者患上肺癌，大约7万多人死于心脏病。各种病例数据增加了人们对二手烟的恐惧。

但是，二手烟中有害物质含量高于一手烟，却并不意味着吸二手烟要比吸一手烟危害大。很多人在考虑吸烟危害时忽略了一个最关键的问题，吸烟者在吸烟时也处在烟雾环境中，他所吸入体内的是一手烟和二手烟的混合物，并且只要他处于吸烟状态，就一定会暴露在烟雾环境中。相比较而言，吸二手烟的非吸烟者所受到的危害要远远小于吸烟者。

这也就表示吸烟者不应该以无法避开二手烟或三手烟环境为借口而选择继续吸烟，或者以此为心理安慰。不论以什么方式的烟雾摄入，都会对身体造成伤害，并没有主次之分。因此，吸烟者应以正确的观念来看待生活中的一手烟和二手烟。

## 1. 不为自己找借口

有时候吸烟者对一些有助于吸烟的问题不加以深究，其目的就是为了将其作为一个最佳的吸烟借口。无论是二手烟，还是三手烟，只要心存戒烟的决心就一定能够避免长期处于这种环境下，而吸烟者要做的就是认清吸烟的危害，不给任何侥幸留下可乘之机。

## 2. 劝说周围的人不吸烟

在一个公共场合，为了免受二手烟和三手烟的危害，吸烟者在保证自己不吸烟的前提下，也要劝说他人放弃在该场所吸烟，避免对周围人造成不利的影响。尤其是在某些私人空间，环境的约束力减小，会放大每一位吸烟者内心的吸烟希望。

## 3. 净化烟雾环境

为了更好地减少环境中的二手烟和三手烟，吸烟者可以在房间内放置一些有利于净化空气的植物。比如，仙人掌，仙人掌极易存活，即使在忘记浇水的情况下也不用担心它会枯萎，除了能够有效吸收空气中的二氧化碳，最主要的功能还是吸附空气中的灰尘微粒，对清理烟雾有着很好的作用；吊兰，除了易存活的优点外，还具备吸收一氧化碳、过氧化氮等气体的功能，不仅能够净化空气中的二手烟，对一些有毒气体也具有很好的吸附效果。

毫无疑问，二手烟和三手烟对人们的伤害是巨大的，无论是劝说他人，还是植物的吸收净化功能，都只能起到辅助的作用，最根本的方法还是要脱离吸烟环境，并成功戒除烟瘾。

# 只吸"低焦油"烟，危害没那么大

在香烟的诸多类型中，有一种以"低焦油"为卖点的香烟，焦油作为香烟中的有害物质，低焦油含量往往会使人误以为此类香烟对自己的危害要远远小于普通香烟，从而更为心安理得地吸食香烟。但无论是低焦油，还是细支烟都无法降低香烟对人体的损伤。

焦油，是烟草在不完全燃烧过程中的各种有害物质的聚合体，是一种棕色的油状物。所谓低焦油，不过是一种机器测量值，无法正常反应实际情况，而且真人在吸食香烟时，烟雾的吸入量往往要高于标准的机测值。

低焦油香烟在靠近烟蒂的地方有一圈降焦孔，在机器测试时，这些透气孔会稀释被吸入的烟草烟雾，使焦油的含量降低。简单来说，就是通过减少吸入烟雾面积，进而达到降低吸入焦油量的效果，而并非从根本上改变了香烟的成分。因此，低焦油香烟与普通香烟并没有本质上的区别。

而且，焦油的含量并不能作为判定香烟危害性的标准，烟雾中的多种有害物质和致癌物也不会随着焦油量的下降而减少。在吸食低焦油香烟的过程中，吸烟者所摄取的尼古丁和焦油含量与吸食普通香烟基本上相同，其危害甚至有过之而无不及，也就是说一支"低焦油"并非一天"低焦油"。

经国际卫生组织调查发现，随着香烟焦油量的减少，世界范围内与香烟有关的疾病发病率并没有下降。而大量的流行病学、毒理学研究均证明吸低焦油香烟的人群的健康也并未有所改善，危害甚至不亚于普通烟。

实际上，低焦油不过是烟草商的一种经营手段，目的是为了增加香烟的吸引力，诱导吸烟或降低吸烟者的戒烟意图。吸烟者戒烟后很可能因为低焦油香烟降低危害的骗局而重新吸烟，不吸烟人群也可能因为它危害小而养成吸烟的习惯。

当吸烟者烟瘾发作时，除非吸烟者主动耗费意志力控制烟瘾，否则他们会下意识地满足内心对香烟的渴望，直至达到心理满足为止。低焦油香烟看似降低了吸烟的危害性，实际上与减量戒烟是一个道理，一旦吸烟者没有戒烟意识，为了弥补尼古丁摄入量的不足，就会下意识的进行"吸烟补偿行为"，增加吸烟的次数。比如，加大吸烟量、加大吸烟的力度、堵住过滤嘴上透气孔等，结果使有害物质更为深入肺部，促使肺癌发病概率提高。

另外，为了弥补降低焦油后香烟的可吸食性，烟草制造商会在香烟中增加大量的添加剂，包括各种香料、中药等。这些添加剂的使用，往往在不完全燃烧的情况下，为吸烟者带来更多的潜在危险。

"低焦油量，降低危害"只是一个虚假命题，存在很大的误导性，无论焦油的含量为多少，吸烟对于人们来讲都是有害无益的。目前，在全球范围内，烟草业尚未研发出任何相对安全的香烟制品，任何无危害，危害小的香烟都是刺激消费的一种虚假商品。

　　总而言之，想要降低烟草对身体带来的危害，只有戒烟一条路可循，无论低焦油香烟，还是电子烟，都无法真正做到减少香烟中有害物质对身体的损害。因此，在面对自己的烟瘾时，吸烟者不必为吸烟找任何借口和自我安慰。一定要明白，所有的香烟和烟草制品都会导致癌症、心脏病以及各种呼吸道疾病，低焦油也不例外。

# 第三章

# 我们吸的不是烟，
# 是健康和生命

# 吸烟和癌症的关系，
听听肿瘤医生怎么说

李先生吸烟 30 多年，被诊断出胃癌，切除了整个胃部……

王先生大脑中出现了肿瘤，压迫了神经，导致失明，据悉他具有多年的吸烟史……

周先生患有严重的咽喉炎，仍坚持吸烟 20 年，最终被诊断出食道癌……

吸烟和癌症到底有没有关系？对此，一位从医 30 年的肿瘤医生认为，吸烟与癌症的关系十分密切。在大多数吸烟者的观念中，癌症是天方夜谭，很难降临在自己身上，每天吞云吐雾好不快活。甚至一些人认为只要烟雾不进入肺部，或者香烟为低焦油烟，就不会患上癌症。其实，任何形式的吸烟行为患上癌症的风险都是一样的。

多年的临床调查和医学研究证明，吸烟确实拥有很强的致癌性和促癌性，其致癌率和发病率与吸烟的时间和数量有很大的关系。

香烟导致癌症的原因，在于香烟中的致癌物质对人体造成的破坏。香烟的原料为烟草属、黄花烟等茄科植物，理论上自然植物的成分并不能直接损害人体健康，而是由于吸烟时烟草的不完全燃烧产生的有害物质所导致。据不完全统计，烟草产生的有害物质有 200 种以上，其中 70 多种属于致癌物质。这些致癌物质基本上是烟草燃烧或体内代谢过程中生成的，能够对遗传因子进行破坏。

比如，香烟中最具代表性的致癌物苯并芘，它在人体代谢的过程中会生成阻碍遗传因子复制的成分，破坏抑制癌基因 p53，使癌细胞更容易繁殖。日本科学家曾将它涂抹在兔子的耳朵上，四十天之后，兔子的耳朵里就长出了肿瘤。

在吸烟的过程中，烟草中的有害物质经过口腔、咽喉进入肺部，跟随血液输送到各个器官，在肝脏、肾脏、膀胱和唾液中溶解的致癌物质也会对食道、胃等器官造成伤害。那么，与香烟相关的癌症又有哪些呢？

## 1. 肺癌

肺癌是与吸烟和二手烟有最紧密联系的癌症，有统计数据证实，死于肺癌的人差不多 90% 以上是吸烟和被动吸烟（二手烟）者。吸烟的时间越长，数量越多，肺癌的患病率就越高。

## 2. 口腔癌、咽喉癌

口腔和咽喉是直接被烟雾侵袭的部位，一旦出现口腔溃疡、慢性炎症等疾病，烟草中的有害物质可以直接侵蚀口腔和咽喉黏膜，诱发口腔癌和咽喉癌。正常情况下，唾液中含有抗氧化剂，能够有效抵抗癌症，但吸烟会破坏唾液里面的保护性分子，并把它变成一种有害的化学物质，这种物质会增加口腔癌症的发生。

### 3. 胃癌

胃癌的常见病因，一般多为幽门螺杆菌感染，但吸烟也会导致胃癌的出现。烟草中大量的有害物质溶于唾液，随吞咽进入胃部，会破坏胃黏膜细胞的遗传基因，损伤细胞膜，降低免疫力，而胃黏膜的反复损伤和修复会加大胃癌的发生。

### 4. 肝癌

最令人担忧的是，有些癌症患者查出癌症了还在吸烟，认为自己是肝癌或结肠癌，吸烟只会引起肺癌，自己得癌和吸烟没有关联。事实上，肝脏是人体血液流动非常丰富的脏器，也是最容易暴露于含有致癌物质的血液的脏器。肝脏细胞与致癌物质长时间接触，会使肝细胞的遗传因子遭到损伤，促使癌症的发生。

### 5. 膀胱癌

吸烟过程中所产生的有毒物质在肺部与气体进行交换时，会进入血液，经过血液循环最终通过肾脏的尿液排出。但在这个过程中，肾脏所产生的尿液需要存储在膀胱内，直到蓄满才能够从膀胱排出，这就意味着香烟中的有害物质会在膀胱中不断积累，毒素浓度不断提高，与膀胱壁的接触时间也较长，从而诱发膀胱癌。

此外，其他与吸烟有紧密联系的癌症还包括牙龈癌、口底癌、食管癌、胰腺癌等。女性吸烟者得卵巢癌的比较多见，而男性吸烟者还容易患前列腺癌。吸烟使癌症的发病率提高是一个不容置疑的事实，而且吸烟不仅仅容易罹患癌症，更存在癌症发病后，难以治疗或无法进行充分治疗的可能性，并提高复发的风险。

# 吸烟可增加7倍心梗风险

2017年，一位外地务工的27岁小伙突发心肌梗死，被送往医院抢救，经过及时的救治，最终脱离了危险。经过了解发现，他拥有18年的吸烟史，发病当天由于心情太差而连续吸食了60支香烟。检查发现，他并没有家族遗传史，很可能是由于吸烟、熬夜等因素诱发了血栓的形成。

关于吸烟的危害，人们一般侧重于呼吸道和肺部疾病，很少与心脏联系在一起。事实上，吸烟可增加7倍的急性冠心病的发病风险，如果痊愈后仍无法对烟草危害提起重视，复发的概率高达50%以上。

突发心梗是由于动脉粥样斑块出现破裂，诱发室颤，引发猝死。那吸烟又是如何让心梗离人们越来越近的呢？

## 1. 血红蛋白含氧量下降

正常情况下，吸入肺部的氧气会和血液中的血红蛋白相结合，并跟随血液不断流动输送到身体的各个部位。在吸烟时，烟草燃烧产生的一氧化碳和焦油微粒毒素会抢先一步与血红蛋白结合，降低血红蛋白的含氧量，导致人体内各个组织的供氧量减少，使冠状动脉血管收缩。血液中的一氧化碳含量是根据吸烟的时间和常量决定的，短时间内吸入大量的烟雾，就会导致身体缺氧严重。

## 2. 影响血脂

除了一氧化碳，烟雾中的其他有害成分一并跟随血液达到身体各处，当心肌得不到充足的氧气供应时，动脉内皮细胞就会受到损害，这些有害物质随即进入血管内，改变血脂的结构，干扰血管中脂质的代谢，降低血管的舒张功能，为血小板和脂质的聚集创造了有利条件，加速胆固醇的沉着，促使动脉粥样硬化病出现。

## 3. 尼古丁刺激

烟雾成分中的尼古丁不仅会刺激身体的交感神经，分泌过多的肾上腺素和甲状腺激素，还使人体血压升高，心跳加快，使血液的黏稠度增加，导致体内微循环障碍。血管强烈收缩痉挛，血流阻力加大，导致了动脉硬化和血栓的形成。在整个过程中，由于摄入大量的有害物质，使冠状动脉粥样硬化的情况日益严重，就给心肌梗死的发生创造了条件。

在以下三个时间节点吸烟，会极大提高突发心肌梗死的概率。

## 1. 起床后吸烟

早晨刚刚起床，处于空腹状态，身体的各项机能还为完全复苏。由于睡觉的原因，房间的门窗基本是封闭的，空气中的含氧量较低。在吸烟时，空气中弥漫着大量的烟雾，跟随呼吸一起进入体内，身体的烟毒会越来越多。而尼古丁的强行刺激，使血流加速，很容易引发心肌梗死。

## 2. 情绪低落时吸烟

生活中每个人都会遇到不开心的事情，情绪变得低落。尤其是在遭遇伤心事时，不好意思向他人倾诉，往往只能用抽烟喝酒来宣泄内心的情绪，缓解压力。但人在伤心时，原本就处于一种低压的情绪下，过度吸烟会引起血管的急速收缩，导致血压急速升高，在短时间内会大大增加心肌梗死的发病概率。

## 3. 熬夜时吸烟

当人们睡眠不足，熬夜晚睡时，会使身体疲劳工作，此时身体对有害物质的抵抗力较差，烟草中的有害物质很容易被身体吸收。况且，吸烟具有提神的作用，晚上吸入的有害物质无论是数量，还是质量都要远远高于白天，更容易刺激血管，引发心肌梗死。

相关数据表明，吸烟的频率降低一半能够有效降低急性心肌梗死的发病。一名正在吸烟的人出现非致死性心肌梗死的危险系数是没有吸烟史人群的 3 倍左右。对于吸烟者而言，每天多吸一支烟，急性心肌梗死的危险就会增加 5.6%，即使少量吸烟也会提升 40% 的发病概率。

心肌梗死的发病率要远远高于癌症，不仅在于吸烟带来的强刺激，而是年轻群体的加入，使心肌梗死发病基数大大增加。由于现代年轻人生活压力大、饮食不规律、精神紧张、熬夜等习惯，使吸烟带来的伤害达到了最大化。

总的来说，烟龄越长，吸烟的频率越高，吸食的量越大，危害也就越大，及时戒烟后，会使突发心梗的概率变小。

# 脑卒中其实是吸烟对血流的阻断

李先生烟龄 20 年。在一次家庭聚会上，他突然感觉手臂发麻，开始并没有太在意，后来越来越严重，被紧急送往医院。医院检查结果显示——脑卒中。

医生提醒，有长期吸烟史突发脑卒中，身体四肢无法活动的病例不在少数。

脑卒中是一种以脑部缺血及出血性损伤症状为主要临床表现的疾病，又称"脑卒中"，也是日常人们口中脑出血、脑梗死、脑血栓等统称。由于其突发性，极高的死亡率和致残率以及长期缺乏有效的治疗措施，使它成为世界上最严重的致死性疾病之一。即便成为幸存者，75% 的人也会留下无法治愈的终身残疾。例如行走困难，无法进行正常的家务，无法和自己的家人、朋友进行顺畅的交谈，甚至无法正常吃饭。

那么吸烟究竟是如何增加中风患病概率的呢？我们再来一起看下吸烟导致中风的原理。

第一种情况下，香烟被点燃后会产生很多有毒物质，其中一氧化碳会引起动脉内反应过强性内皮细胞中的肌球蛋白的收缩，让血管壁变得更为通透，这样就会导致大量的脂蛋白在血管壁上聚集，诱发动脉硬化。

第二种情况，是香烟中的尼古丁会增加人体内肾上腺素以及去甲肾上腺素的分泌，出现血管痉挛的现象，或者加速血管收缩，血流阻力变大，就会对血管壁造成伤害，出现动脉粥样硬化及血管狭窄，进而引发脑血栓，发展成为中风。

吸烟会成为中风的危险因素，也是随着吸烟量的增加而不断增长。烟龄越长、烟瘾越大发生中风的概率也就越大，死亡率也就越高。数据显示每天吸烟20支，中风风险是不吸烟者的3.3倍，每天吸烟20支以上的人，中风风险高达5.6倍。

脑卒中一般多见于四十岁以上的中老年人。但相关数据表明，吸烟者与不吸烟者对比，中风的年龄阶段可提前十年。如今，脑卒中患者中出现了越来越多的年轻烟民。

烟龄10年，32岁的李强也患上了脑卒中。上个月，他正在家中看电视，突然感觉左手有些发麻，而且越来越严重，他担心自己的身体出了什么大问题，立刻赶到医院就诊。医生从症状上分析，认为他很可能是中风，需要马上进行CT检查，结果确实与医生的判断一样。当他从急症室来到手术室时，一侧的身体已经毫无知觉，几分钟之后完全失去了意识。这种急性中风情况的死亡率高达80%。幸好手术及时，他成功死里逃生。

医院的医生表示，李强是他们医院接诊过的最年轻的中风患者，具有十几年的吸烟史，一天至少两包烟。医生推测，长期吸烟可能就是导致他年纪轻轻就患上中风的幕后黑手，在手术中，医生发现他的血管就宛如 80 岁老人的血管一样。

在医院的主治医师看来，吸烟对血管病变的影响要远远超过肿瘤，他表示："我国脑卒中发病年轻化趋势越来越明显。除了种族基因因素，生活方式是一个很大原因，我国的吸烟人群太多。临床发现，很复杂的颅内病变年轻患者中，60% 以上都有很多年的吸烟史，或多年暴露于二手烟中。"

吸烟者如果不想在步入晚年后面临更高的中风风险，那么就需要立刻开始戒烟行动。研究表明，吸烟者在戒烟五年之后，患上中风的风险会下降到非吸烟者的水平。

吸烟增加卒中风险是大量的研究确认的，吸烟使缺血性脑卒中的相对危险增加 90 ％。在其他条件相似的情况下，吸烟者发生卒中和脑血管病死亡危险高于终生不吸烟者，吸的越多，风险越高。

二手烟与心血管疾病发病和死亡危险增加之间同样存在因果联系，无论男性还是女性，受影响程度是一样的。

所以，戒烟对降低卒中危险有着明确而深远的影响。长期吸烟的人在戒烟 4 ～ 5 年后，卒中危险就能下降到几乎与终身非吸烟者相同。

# 吸烟对生殖系统的影响超乎你想象

世界卫生组织的一份报告指出，烟草与全球范围内的一些疾病具有高相关性，而且香烟已经被证明具有致癌、致畸、致突变的作用，但香烟对人们生殖系统的影响并未引起社会大众的普遍重视，特别是对男性生育功能方面损害的认识尤为不足。

男性长期吸烟会对生殖系统产生哪些影响？

## 1. 对精子的影响

香烟中的有害物质通过吸收进入血液，在长期的积累中使血液中的有害物质浓度增高，对睾丸以及附睾内的物质交换产生危害，影响生精细胞的正常发育，最终导致精子活力下降，数量减少，畸形率增加，使男性的生育能力降低。

在一项生理研究中，研究人员通过对小白鼠进行试验，证明正常健康男性吸烟者精液中的精子活力、正常形态精子的百分比、精子顶体蛋白活性等指标，与非吸烟者相比，结果显示呈持续下降的趋势。而在停止吸烟六个月之后，以上参数均有所改善。由此证明，吸烟与精子活力和精子功能下降之间有着明确的因果关系。而在另一项研究中也得到了类似的结果，吸烟者的精液量和精子密度都与吸烟量和吸烟时长存在负增长关系。

最重要的是，香烟中的有害物质对精子的 DNA 存在损伤和致畸的作用。众所周知，精子中 DNA 的完整性是正常传递遗传信息所必需的，而精子染色质异常和 DNA 损伤往往会导致男性不育。早在 1985 年，科学家就通过碱洗脱法证明了香烟烟雾溶液具有导致 DNA 链断裂的作用。在长期的吸烟过程中，一方面烟雾中所含有的致癌物质将直接作用于 DNA，造成断裂；另一方面，精液中过氧化物含量增高，可通过产生活性氧或活性氮间接作用于 DNA。

## 2. 对性功能的影响

香烟中的有害物质会使血液内的二氧化碳含量增加，一氧化氮减少，阴茎血管硬化，甚至出现血栓，导致阴茎内血流减少，影响阴茎的正常勃起功能，最终导致勃起功能障碍。此外，睾丸在有害物质的影响下，合成睾酮的能力也会有所下降，导致男性的性能力降低。

女性吸烟对生殖系统具有哪些影响？

## 1. 导致不孕

香烟中的有害物质会对女性输卵管的运动产生影响，并降低卵子的受精能力，从而增加受孕的难度，降低怀孕概率甚至出现不孕的情况。相比没有吸烟习惯的健康女性，吸烟者患不孕症的可能性要高出 2.7 倍。如果男性也是吸烟者，会使受孕过程变得更加艰难，不孕概率要比不吸烟夫妇高出 5.3 倍。

## 2. 影响月经

在正常情况下，女性的月经频率为每月一次，主要受机体激素水平的影响，一般周期为 30 天左右，经期为 3 到 5 天。而女性吸烟者由于摄入大量的尼古丁，降低体内雌性激素的分泌量，导致内分泌失调，出现月经紊乱的情况，并经常伴随痛经。长此以往，女性吸烟者绝经的年龄将提前，更年期综合征将提早出现。

### 3. 影响卵巢

烟雾中的尼古丁和多环芳香烃会对卵巢造成一定的刺激，长期吸烟导致雌激素水平降低，致使卵巢功能下降，出现卵巢早衰的情况，进一步加速女性吸烟者的衰老。

### 4. 导致流产

在孕期吸烟，严重者会导致女性流产，怀孕早期胎儿本身并不稳定，香烟中的有害物质对雌激素产生影响，极有可能出现早产或流产的情况。相关数据显示，女性吸烟者出现流产情况的可能性要比正常女性高 10 倍，而且胎儿的平均体重也会减少 230 克。

### 5. 减少乳汁分泌

在哺乳期的女性，对于香烟无论是主动还是被动都会对身体和孩子造成很大的伤害，吸烟会减少乳汁分泌，而且香烟中的尼古丁也会跟随血液进入乳汁，对婴儿的健康产生很大的威胁。

相较于香烟带来的其他危害，香烟对生殖系统的影响更为严重，澳洲和加拿大地区已经直接在烟盒上表明了香烟对生殖系统的危害，停止吸烟三至六个月后，方可恢复正常。如果想要一个聪明、健康的孩子，婴儿专家提倡一定要停止吸烟三到六个月。因此，为了下一代的健康着想，吸烟者一定要对此提起重视。

# 远离二手烟，
# 给孩子一个干净的成长环境

二手烟，是指吸烟者呼出以及烟草燃烧时所产生的烟雾。当人们处于吸烟的环境中，被迫吸入二手烟时，他们就属于被动吸烟者，与吸烟者共同承担一支烟所带来的健康隐患。

在数量庞大的被动吸烟人群中，儿童所受到的伤害无疑是最大的。由于儿童正处于发育阶段，心肺功能、脑功能、消化呼吸功能都尚未完善，不具备成人的抵抗力，香烟中的尼古丁、焦油等有害物质更容易对他们的身体造成伤害。

据世界卫生组织调查显示，仅在美国，二手烟就导致了100多万患哮喘病儿童的发病次数增加，症状加重，每年大约有2000至3000例儿童猝死综合征与二手烟有关。

那二手烟对儿童的具体危害有哪些呢?

## 1. 呼吸道疾病

吸入二手烟，支气管和肺部的损伤首当其冲，由于儿童的肺部体积较小，呼吸频率高于成人，也就意味着相同的环境下，儿童会比成人吸入更多的二手烟。当尚未发育成熟的气管、支气管无法对烟雾中的有害物质进行过滤，残留在气管中的有害物质就会引发哮喘等呼吸道疾病。

人体中80%的肺泡是在出生后才开始发育的，在肺腑未发育成熟之下，过多地吸入二手烟，会使烟雾中的颗粒状物在肺泡中沉积，造成肺功能下降，出现局部炎症的不良反应。

## 2. 影响智力

根据最新的科学研究表明，儿童长期处于二手烟的环境中，智商最少会下降两个点。吸入人体的尼古丁在分解时会产生一种名为"可替宁"的物质，能够影响正常智力的发展。儿童血液中的可替宁含量一旦增加，他们的阅读、逻辑和推理能力就会下降。即使在二手烟浓度不高的环境中，少量的尼古丁依然会对儿童的智力产生不利的影响。

## 3. 中耳炎

烟雾中的有害物质可直接作用于耳黏膜，使中耳内分泌的黏液增加，变稠，也会使咽鼓管阻塞，从而造成中耳内积液，长时间处于二手烟环境中，就会增加儿童患急性或慢性中耳炎的可能性。

## 4. 啼哭

美国流行病学家经过研究发现，父母在婴儿房间内吸烟，会明显增加婴儿的啼哭次数。因为二手烟中含有很多刺激性成分，会直接刺激孩子的呼吸道系统，进而让孩子难受、情绪不稳定，甚至啼哭。一位学者为此对253名孩子的父母进行调研，数据结果发现，凡是父母每天在房间内吸烟10支以上的，在晚上啼哭的孩子占45%。

## 5. 影响身高

科学家曾对 6 至 11 岁的儿童进行了 36 年的观察，结果表明，家长每天吸烟 10 支以上的家庭儿童，比不吸烟的家庭儿童平均矮 0.65 厘米；家长每天吸烟 10 支以下的家庭儿童，比不吸烟的家庭儿童平均矮 0.45 厘米。

## 6. 厌食

美国学者发现，孩子在进食的过程中，如果父母在他们身边吸烟，就会影响孩子的食欲，提高厌食症的可能性。由于烟味带有刺激性，饭菜的香味会被烟味所掩盖，令孩子感到恶心不舒服。一旦孩子将这种恶心的感觉和所吃的某些食物联系在一起时，就会拒绝再吃这些食物。

除此之外，二手烟带来的最大的危害就是增加了患肺癌的风险，而且，烟雾中的致癌物质与一些其他白血病、淋巴瘤、脑部恶性肿瘤等恶性疾病也具有较大的相关性。在二手烟的环境下长大，孩子患上这些恶性疾病的可能性要远远高于其他正常的孩子。

父母的吸烟行为也容易在无形中对孩子形成错误的引导，使孩子养成吸烟的习惯，从而使烟草带来的伤害加倍。因此，吸烟伤害的不仅仅是自己，还有我们身边的家人和朋友。

# 女性吸烟对美丽的伤害，
你了解多少

20 世纪，美国烟草公司为了扩展业务，发售了女性香烟。自从，吸烟不再是男性的专利，越来越多的女性开始加入吸烟的人群当中。但与男性相比，香烟所带给女性的伤害不只是身体内部脏器的损伤，还有脸部肌肤的变化。

烟草中的有害物质会破坏皮肤结缔组织，吸烟的女性看起来往往比实际年龄要老上 5 岁。吸烟所散发出来的烟雾会使皮肤变得粗糙、油腻、毛孔粗大、长痘等，最明显的就是长皱纹。每个人到了一定的年龄，脸上就会出现皱纹，比如眼角的鱼尾纹，正常情况下，人们眼角的鱼尾纹痕迹较浅，纹路柔和，长度一般为 3 厘米左右，而吸烟者的鱼尾纹不仅深，而且纹路清晰明显，长度可达 5 厘米左右。

除了加速皮肤的衰老之外，吸烟还会导致皮肤产生黑斑，肤色暗沉，这也是为什么大多数吸烟的女性总是化浓妆。但化妆掩盖不住嘴唇和牙齿颜色的变化，吸烟的女性嘴唇一般干燥无光，呈现紫黑色，而且牙齿总是带有焦黄色，如果不注意日常护理，很可能变成黑色。一个人面部和牙齿的缺陷往往会使其外貌大大减分。

　　但吸烟对女性的危害远不至于此，不仅可以使面部的皮肤产生皱纹和变黄，还能对全身的皮肤产生同样的效果。然而，在戒烟之后，皮肤也能够慢慢恢复。

　　美国密执安大学的约兰达·赫尔弗里希等人通过研究发现，一个人每天的吸烟量和烟龄与皮肤损害有直接关系。研究人员对82名年龄在22岁到91岁的志愿者进行了仔细地观察和分析，其中41名志愿者为吸烟者，另外41名志愿者为非吸烟者。他们通过观察和拍摄志愿者上肢内侧的图片来验证吸烟对人体皮肤的影响，结果显示，年龄超过65岁的吸烟者比非吸烟者身体皮肤的皱纹明显增多。

　　当皮肤长期暴露在阳光下的时候，皮肤就会逐渐变得粗糙、起皱和带有病态的浅黄色，尤其是面部。以往的一些研究曾表明，吸烟者的面部皮肤会呈现出与阳光暴晒时所产生的同样损害，但赫尔弗里希等人进一步将这一观点扩大到全身，即使受到衣服保护的身体皮肤也会在吸烟的过程中出现与面部暴晒一样的损害。

　　吸烟过程中，烟草中的有害物质不断侵蚀着血管，致使皮肤下的血管萎缩，对皮肤的血液供应减少，造成营养吸收障碍，从而造成全身的皮肤衰老，失去弹性，尤其是两个眼角、上下唇部以及口角处皱纹明显增多。对于眼角处的皱纹，除了吸烟使血管末梢收缩，降低血液供应皮肤的氧气之外，吸烟者不自觉的眯眼习惯，也是眼部形成皱纹的一大因素。香烟点燃时的挥发物对眼睛的刺激极大，使眼睛不断地睁开和闭合，导致眼皮松弛疲劳，失去原有的弹性，形成眼袋和皱纹。

为了更深入分析吸烟对皮肤的影响，韩国科研人员使用计算机图像分析技术精准评价肉眼无法分辨的皱纹情况。研究结果发现，吸烟者所呈现的严重面部皱纹风险是非吸烟者的 2.72 倍。而在吸烟者中，每年吸烟少于 20 包和多于 20 包的吸烟者产生严重面部皱纹的风险分别是非吸烟者的 1.75 倍和 2.93 倍。当然，这个数值还会根据吸烟者的吸烟量而增长。

吸烟不仅会影响女性的身体健康，还会严重损伤所有女性最为在意的皮肤，加速衰老。对于吸烟的女性来说，皮肤暗淡、多皱纹，即使拉皮、打脉冲光也可能会无济于事，面膜、护肤等保养有时候也无法解决根本问题。因此，戒烟才是抗衰老、减少皱纹最好的方法。

# 吸烟摧毁的不只是你的身体，还有你的意志力

意志力是指一种抑制欲望和冲动的能力，帮助人们在面临短暂的满足感和长期目标对抗时，做出最理智的选择。而香烟中的尼古丁会麻痹吸烟者的神经，在看似"享受"的过程中，不仅会对身体造成伤害，还会进一步瓦解吸烟者的意志力。

在一个高压环境下，吸烟者置身其中的时间越长，吸烟的频率也就越高，他们经常误以为吸烟是为了帮助大脑保持兴奋，殊不知这只是意志力被消耗殆尽的结果。

美国佛罗里达州立大学心理学教授罗伊·鲍梅斯特针对意志力消耗，进行了一项实验：实验以测试智商为幌子，要求测试者解答一些困难的数学题，并在开始实验之前，让所有测试者都处于饥饿的状态。

测试者被分成三组，前两组作为实验组，分别进入一间放着巧克力饼干和胡萝卜的房间，而第三组作为参照组，进入了一间没有任何食物的房间。实验要求第一组的测试者可以食用所有食物，而第二组的测试者只能食用胡萝卜。在三组中，第二组测试者所面临的诱惑无疑是最大的，闻着香气扑鼻的巧克力饼干却不能吃。

面对这些无解的数学题，实验结果显示，第一组的测试者平均坚持了 20 分钟，第三组测试者与第一组的平均数值相近，而第二组的测试者仅坚持了 8 分钟。导致这种结果的原因在于，测试者必须抵制巧克力饼干的诱惑，消耗了大量的意志力，直至意志力消耗殆尽，也就无法坚持下去。

由此可见，在吸烟的过程中，吸烟者的意志力就是在生理层面和心理层面协同作用下，被彻底摧毁的，导致这种情况的罪魁祸首就是即时快感的诱惑。

由于本能的存在，人们在生活中会极力躲避外界对身体的伤害，就像当人们无意间触碰到火焰，会立刻缩回手一样。同样，当人们的心理承受某些痛苦时，也会渴望就此抽身而去，但远远没有肢体上脱离痛苦那么简单，生活或工作中的负面情绪会长时间萦绕在心头，久久难以释怀。

此时，即时快感或短暂的欢愉粉墨登场，由于它们具有麻醉神经、消除痛苦的作用，能够使人们快速脱离苦海，尤其是身处痛苦之中，内心对即时快感的渴望将成倍增长。一旦这种渴望增长到无法控制的程度，就会逐渐消磨掉一个人的意志。在一项调查中发现，心理的痛苦往往是人们颓废的催化剂，是他们无法控制获取即时快感的主要原因，比如，酗酒、吸烟、赌博、吸毒等行为。

其中，吸烟的成瘾机制源自尼古丁，它是令人获得即时快感的主要成分，一旦人们开始习惯于反馈时间短的快感，就会厌恶那些反馈时间较长的事情，长此以往，人们就会失去最基本的耐心。

整个意志力消耗的过程中，吸烟者的矛盾心理占据了消耗的大部分原因。吸烟者一方面认识到吸烟会对身体造成伤害，另一方面又难以割舍吸烟带给自己的快感，在两者不断拉扯时，意志力逐渐消耗，最终，欲望战胜理智，吸烟者再次获取了即时快感。久而久之，长期的思想斗争失败，不断加速理智衰败的时间，直至意志力降到最低。

同时，强行抑制内心的吸烟欲望，也加剧了意志力的消耗，因为对于每个人来说，当自己被强行远离内心所极度渴望的事物时，内心的欲望都将膨胀到极点，需要抑制的力度也要随之提高。

除此之外，戒烟失败的挫败感也会导致吸烟者意志力下降。其中，合理化和讨价还价的力量无疑是最大的。合理化是指为吸烟找一个说服自己的理由，让自己心安理得地接受当下的诱惑和快乐。讨价还价是指经常与自己妥协，将"就吸一支""今天放弃戒烟，明天继续"等借口作为一种合理的松懈。在这个自欺欺人、自我安慰的过程中，欲望将慢慢抵消自己所剩无几的意志，直至理智不再反抗。

德国科学家西蒙妮·库恩曾说："不加节制的快感刺激就像毒瘾，让大脑产生大量多巴胺，随着时间变长，人会变得麻木，必须更多刺激才能感到兴奋。"这也就意味着如果想要获得同样的快感，就必须进一步扩大刺激，更迫切追求即时快感，从而变得愈发颓废。

第四章

# 熄灭你人生的
# 最后一根烟吧

# 找到你戒烟的内在动机

一个人为什么会产生戒烟的念头？概括地说，是由于吸烟行为与自身以及自身环境产生了冲突。当吸烟者在权衡利弊时，理智上会倾向于后者，这就是一个人戒烟的动机。戒烟的动机一般分为家庭原因、社会原因、身体原因和经济原因四种。

## 1. 家庭原因

家人的抗议和劝阻，虽然一般无法起到决定性的作用，却会推动一个人去重视家人的感受。当二手烟的危害越来越普及时，妻子和孩子在烟雾环境中的咳嗽声，孩子嫌弃父亲身上刺鼻的烟味等，都会激发吸烟者的愧疚和怜悯之心，从而驱使他们产生戒烟的念头。

吸烟者对家人身体健康的关注程度，会在妻子备孕、怀孕和婴儿降生期间达到顶峰。作为父母，为了家庭新生命的健康，戒烟是很有必要的，无论是备孕期，还是孩子的成长期，二手烟带来的伤害都不容忽视。

## 2. 社会原因

所谓社会压力，是指基本上所有的公共场合、私人场所都在提倡戒烟。在外出时，学校、医院、商场等地的禁烟标识都会克制吸烟的冲动，但戒断反应会令吸烟者心烦意乱、坐立不安，根本无法享受生活。

随着戒烟人群的增多，吸烟也从一种社交需求变成了令人反感的点，一身烟味往往会给人留下一种不佳的印象，影响正常的人际交往。但是，社会原因一般无法对戒烟起到决定性的作用，只能够适度提升一下戒烟者的决心。

## 3. 身体原因

身体原因是大多数人戒烟的主要驱动力，当身体由于吸烟出现不适，甚至突发某些疾病时，戒烟的念头就会愈发强烈。尤其是心脑血管疾病等严重威胁生命安全的病症，会使吸烟者不得不放弃吸烟行为。

歌手阿黛尔在《每日镜报》的采访中讲述了自己惨痛的吸烟史，并坦诚公开自己戒烟的原因。阿黛尔的父亲在 53 岁时被确诊为肠道癌，深深刺激了她对身体健康问题的重视。她表示："如果我继续吸烟，我很有可能会死于某种因吸烟而引起的疾病。如果我死于肺癌，那可能都是我自己一手造成的，我肯定不会因为这种事情而感到骄傲。"

此外，阿黛尔也因咽喉问题恶化而不得不入院进行手术，并取消了整年的全部演出。医生也曾警告她，如果再不戒烟，将会对声音造成永久性的伤害。这也是阿黛尔下定决心戒烟的原因。

除了切身体会的病症之外，网络舆论所宣传的各种吸烟案例，影响身体健康的言论，无一不在刺激着吸烟者的神经，对促进戒烟念头产生的作用也不容小觑。

### 4. 经济原因

购买香烟的支出在日常生活中看似是一种微不足道的消费，但日积月累所达到的数额也是令人难以想象的。在一些特定的情况之下，个人经济能力已经不足以支撑吸烟者购买香烟，或者吸烟者意识到购买香烟的巨大开销，都会为了节约这笔日常的开销，选择戒烟行为。

烟草对于健康百害而无一利，世卫组织在关于吸烟和新冠病毒关系的声明中强调，吸烟者如果感染新冠病毒，发展为重症和出现死亡的风险更高。戒烟是避免烟草危害的唯一途径。对于吸烟者来说，为了自身和家人的健康，请尽早戒烟。

无论任何动机，都是给吸烟者一个戒除烟瘾的理由，作为驱动吸烟者采取行动的动力。只有深度挖掘内心的戒烟动机，才能坚定内心戒烟的信念。

俗话说"世上无难事，只怕有心人"，戒烟的人能戒掉烟瘾，一定是有耐心、有毅力、有决心的人。

# 戒烟没有能不能，只有想不想

俗话说："只要思想不滑坡，办法总比困难多。"对于绝大多数吸烟者来说，戒烟是一件十分困难的事，烟瘾、内心的欲望、外界的干扰因素都将成为他们复吸的借口。可如果吸烟者真的发自肺腑地决定去戒烟，无论采用什么样的方法，基本上也能够戒掉香烟。

"想不想"和"能不能"存在很大的区别，前者是吸烟者的主观意愿，是否从内心深处赞同戒烟这项决定才是戒烟的关键。外界因素的影响往往只是强迫吸烟者走上戒烟的道路，并没有从根源上切断他们和香烟的关系，比如，吸烟者因妻子的唠叨、孩子的健康而被勒令戒烟，当烟瘾来临时，他们更倾向于找一个远离人烟的地方偷偷吸上一支。

吸烟者排斥戒烟的原因无非两点：其一，贪图享乐，一些吸烟者不愿放弃这种能够瞬间愉悦自己的物质；其二，恐惧，一旦开始戒烟，吸烟者就要在不久后适应没有香烟的生活，于是，他们开始恐惧不能吸烟的日子，恐惧戒烟带来的诸多不适，失去了即时的幸福和快乐。这些恐惧源自吸烟者对生活在该环境下的不理解，来源于世界对自己的控制。

戒烟就像是一场战争，能不能打赢不是最重要的，关键在于想不想打赢，如果在开战之前，怯战先退，无论手握多大的优势都将走向失败。烟瘾的本质是对香烟有着不可遏制的欲望，如果无法从主观意愿上认清这种不健康的欲望，一味依靠外界压力进行严防死守，最终结果很可能因为一时的不慎而导致戒烟失败。

　　张学良将军在年轻时沾染了吸食鸦片的习惯，他下定决心戒除毒瘾，就把自己关在一间屋子内，吩咐家人和士兵无论听到什么动静，都不许进来。当毒瘾发作时，他十分痛苦，不停地用头撞墙，大声吼叫，房间外面的人听到动静，担心他出现意外，但谁也不敢违抗命令。折腾了一整天，房间内没了动静，家人进去看时，张学良安静地躺在床上睡着了。经过几次这样的折腾，张学良终于解除了鸦片瘾。

　　在戒烟这件事情上，戒烟的主观意愿极为重要，当吸烟者越来越重视烟瘾的概念时，往往就会忽略戒烟意愿和决心。对烟瘾而言，几乎所有人都能够忍受，一些人之所以戒烟失败，并不是因为他忍不了，而是他不想忍了。理由可以是"希望获得吸烟带来的快感"，也可以是"认为自己总有一天会放弃，不如现在就放弃"，所有理由层面的东西，就可以看作是认知层面的东西，因此，吸烟者可以通过和自己讲道理的方式来纠正自己错误的认知。

　　比如，通过查阅资料来了解吸烟前后身体出现的各种变化，不要刻意躲避吸烟造成的危害，不要拒绝一些恶心的图片，它们都能够增加一个人戒烟的意愿和决心；以身边的人为例子，以对方因吸烟隐疾爆发的症状为警戒，不抹杀任何可能性；观察身体的变化，以自己身体出现的胸闷、咳嗽、血压升高等症状为警示等。

下定决心后要尽快决定戒烟日期。为了增加戒烟信心，可以这样做，首先，提前了解在戒烟期间可能遇到的问题，并做好心理准备和应对措施，如了解尼古丁戒断症状，总结常见的吸烟诱因，比如工作场所有人吸烟，情绪激动或压力大的时候等。其次，把戒烟计划告诉家人、朋友和同事，并明确表达希望获得他们的支持与帮助，比如有吸烟的家人、朋友或同事不要在戒烟者面前吸烟等。最后，清除家中和工作场所的香烟和其他烟草产品。

对于曾有过复吸经历的戒烟者，可在家人或朋友的帮助下回顾先前戒烟失败的原因、总结过去有效的措施等，以增加再次戒烟的信心，提高对戒烟成功的期待。

一旦下定决心戒烟，任何放弃的理由都无法阻拦吸烟者戒烟的脚步，让自己说服另一个反对戒烟的自己，在任何情况下保持对戒烟的决心和信心，是戒烟成功的一个必要条件。

# 大胆公开自己的戒烟决心

在戒烟的时候，一些人经常在社交媒体上高调地宣布戒烟，巴不得所有人都知道自己戒烟的消息。恰恰是这种高调能够给吸烟者一个盛大的戒烟仪式，公开自己的戒烟决心，让周围的人对自己进行监督，大大增加戒烟的成功率。

网络上曾经出现了一则高调戒烟的帖子，戒烟者是一名有 10 年烟龄的"老烟枪"，在妻子怀孕之后，公开自己戒烟的计划并希望得到网友们的监督。在之后的时间里，他每天都会在网上发帖记录自己关于戒烟的最新情况。

"第三天，同学聚会，周围的老同学一直在散烟，我内心波动很大，但仍婉言拒绝。开始出现咳嗽的症状，戒断反应出现了。"

"第七天，起床后头晕，胸口像堵住了一团火，经过询问才知道是正常反应，差点就要放弃。坚持，一定要坚持住！"

在不断记录自己痛苦的同时，他也收获很多人的鼓励，让他对戒烟变得更有信心，在一段时间之后，他成功的戒掉了香烟。

一些吸烟者不愿将自己"公开处刑"，是担心戒烟失败反惹人嘲笑，或者高调、张扬不符合自己的做事风格。但毫无疑问，高调的戒烟仪式对戒烟有着很大的积极促进作用，主要体现在以下两个方面。

## 1. 心理暗示

戒烟的仪式感能够给自己一种很强大的心理暗示，告诉自己从仪式开始的这一刻，自己就已经是一个正常健康的人，已经彻底告别了香烟，背后几十双，上百双眼睛都在盯着自己，自己一定要为了这种改变而坚持立场。

在日常生活中，很多事情都需要仪式感，如生日会、情人节等，每一个值得纪念的日子都要展示给身边的人，也正是有了仪式感，人们才更愿意坚持自己的立场，坚持生活中正在做的事。戒烟也是如此，每一次"公开处刑"都在引导我们的心理积极向上。

## 2. 增强信念

戒烟的仪式感会在吸烟者坚持不住的时候，给予他们继续下去的力量。我们在学生时代一定经历过表彰大会，学校为了鼓励学生好好学习，会为一些优秀的学生颁发奖状。当这些站在领奖台上的学生在今后的学习中遇到挫折，就会回忆起站在领奖台的那一刻，这种记忆会促使他们捍卫或延续自己曾经的荣耀，从而发奋学习。同样的道理，戒烟的仪式感很强，对戒烟者的影响也就越大，一旦戒烟者出现难以继续的情况，任何放弃、妥协的行为都将是对戒烟仪式的亵渎，此时的感受和心态，都将提升戒烟者对戒烟的信心。

除此之外，高调公开自己的戒烟决心，有助于抵挡工作和生活中香烟的诱惑。烟友不会在见面打招呼的时候递烟，同事、领导和客户也会多一份体谅。外界环境干扰的减少会进一步增加戒烟的成功率。

其实，在构建整个戒烟的仪式感中，公开自己戒烟的决心只是其中的第一步，通过邀请身边的亲朋好友进行见证，以一种无形的承诺不断鞭策自己。在戒烟的过程中，吸烟者也需要通过以下方法，逐渐将戒烟的信念变得牢不可破。

## 1. 罗列出来吸烟带来的不适和不便

吸烟者需要侧重考虑吸烟的缺点，比如，让自己痰多、咳嗽；让自己在禁烟场所十分烦躁，坐立不安等，通过这些不堪的体验，让吸烟者逐渐对烟产生厌恶感，增强戒烟的意愿。

## 2. 扔掉所有的烟具

吸烟者一旦下定决心戒烟之后，就需要扔掉所有的烟具。因为在这一刻，戒烟就意味着成功，吸烟者就不再需要烟灰缸、打火机、烟盒等这些与吸烟有关的东西了。

## 3. 改变自己的形象

通过改造自己的形象，让自己感受戒烟后的美好。比如，吸烟者可以先去牙科诊所洗掉自己多年的黄牙。同时，购买一套新的衣服，从内到外改变自己的形象，成为一个全新的自己，与过去吸烟的自己做一个彻底的告别。

## 4. 规划新的生活

戒烟开始之后，改掉以往生活中吸烟的习惯也是戒烟过程中重要的一环，比如，起床一支烟，饭后一支烟等，将这些习惯变成晨跑、散步、早睡等对身体有益的习惯，并在戒烟前期减少参与社交活动的机会。当坚持戒烟一段时间之后，吸烟者就可以重新培养自己的兴趣爱好，做一些曾经想做却没有做的事情，比如，带着伴侣外出旅游等。

## 5. 去戒烟门诊寻求医生的帮助

由于吸烟对身体伤害大，戒掉又很难，我国专门开设了戒烟门诊。而且一定比例的吸烟者是烟草依赖者，单靠意志力戒烟成功的概率不高，按照医学科学的规律，开展包括用戒烟药物在内的专业化戒烟干预，能有效提高戒烟成功率。医生会针对个人情况，告诉戒烟者该吃什么药，什么方法更轻松更有效。

对于戒烟者来说，重要的是结果而并非过程，公开自己的戒烟决心会让我们的行为暴露在众人的视线之下，不用在意是否能够招致他人的异样的眼光，主要目的只是为了帮助吸烟者坚定戒烟的决心。

# 选择一个好的戒烟时机很重要

为什么戒烟的失败率极高？难道只是因为吸烟者的意志力不足吗？其实不然，有时候选择一个好的戒烟时机将直接影响戒烟的成功率。只有在对的时间做对的事情，才能达到事半功倍的效果，戒烟也是如此。

关于戒烟的时机选择，吸烟者可以考虑以下几种情况。

## 1. 心理准备

一些吸烟者选择戒烟的时间过于随意，在毫无准备的情况下，没有任何戒烟计划，行动规划，仅凭借一时兴起的冲动。以"妻子长期埋怨自己抽烟""早晨起床咳嗽的太厉害"等理由支撑起戒烟的全部动力，这种想法和举动完全不切实际，也无法对戒烟带来任何益处。过于随意的理由，过于随意的行为，最终也将收获随意的结果。

在戒烟开始之前，吸烟者一定要做好充分的心理准备，让自己拥有强烈的渴望去戒除烟瘾。吸烟者可以列出几件让自己后悔吸烟的事情增加对吸烟的厌恶感，比如，在吸烟时，周围的人曾经用异样的眼光盯着自己；在与爱人亲密接触时，对方总是对浑身的烟味表示不满；当自己想要拥抱孩子的时候，被对方以刺鼻的味道拒绝。这些往事能够在一定程度上坚定自己的戒烟信念。

当吸烟者的吸烟史过长时，可以在正式戒烟开始之前，逐渐减少每天吸入的香烟数量，以免戒烟后的戒断反应过于强烈，导致身体出现不适。拥有 63 年烟龄的袁隆平院士在戒烟之前，用了 2 年的时间逐步减少每天烟草的摄入量，当身体可以保持一种最佳状态时，他才彻底地选择完全戒除了香烟。

## 2. 情绪反应

戒烟的时机一定要选择自己情绪状态不错的时间节点，确保在戒烟前后，生活不会偏离正常的轨迹。避免在情绪低落，或者生活工作压力大的时候选择戒烟，使负面情绪累积，以至于用力过猛，反而不利于戒烟的进行。比如，刚刚遭受失恋的打击，吸烟者在此时选择戒烟，不但要忍受戒断反应带来的痛苦，还要忍受失恋之苦，对吸烟者的情绪来说，无疑是雪上加霜。

## 3. 生活规律

一个人的生活越是规律，心态就越是平和，戒烟的时候也就越容易心无旁骛，受外界的影响也会越低。因此，选择在生活相对规律的时机戒烟，会大大提高戒烟的成功率。在戒烟的整个过程中，烟瘾和戒断反应并不是持续存在的，而是阶段性出现。当烟瘾或戒断反应出现时，如果我们正处于精力投入的时刻，它们所带来的痛苦就会在无形中减少，只要挺过这段时间，就能够使内心再次回归平静。值得注意的是，在正常的生活范畴之内，吸烟者要剔除那些能够触发烟瘾的场合，比如社交、应酬、聚会等。尤其是在戒烟初期，任何吸烟场所将增加戒烟的难度，降低戒烟的成功率。

## 4. 生活状态相对轻松

改变一个习惯的时间大概是一个月，而让生理上的烟瘾彻底消失大概也需要一个月的时间。因此，吸烟者的戒烟时机可以选择在未来一个月内生活状态相对轻松的时刻，比如，休假、工作任务少等。如果吸烟者处于充满工作压力的环境中，戒烟的难度系数将会不断增加。戒烟的第一个月是最关键的时间，吸烟者要保证在戒烟开始后的一个月内，自己并没有处于高压环境、社交繁忙等任何不利于戒烟的场合的机会。

但有时候在这些戒烟时机的基础之上，吸烟者依然无法戒烟，无数的失败例子证明，当吸烟者还在挑选时机戒烟时，那你戒烟的牺牲感会特别强，你内心就会滋生出各种怀疑和犹豫的情绪，戒烟失败率会特别高。就像以各种理由进行拖延，比如，"等生病的时候再戒烟吧""等准备生孩子的时候""等我找到女朋友的时候"等。实际上，今天戒烟与明天戒烟的难度是一样的，与其明日复明日地持续拖延下去，不如选择一个合适的时机立刻开始。未来遥遥无期，谁也无法预料疾病和癌症是否会抢先一步，找准时机，着眼当下，才能真正完成对戒烟的挑战。

总之，将戒烟的过程看作是一项生态系统，吸烟者的准备越正式，越严谨，成功的概率也就越高。把握时机，当机立断，才是吸烟者迈向正常而健康的无烟人生的重要选择。

# 补偿心理，避免上演"最后的疯狂"

很多人戒烟并非出自内心真正的意愿，所以他们常把戒烟看作是一种牺牲。比如他们认为戒烟后，他们将不能再享受香烟带来的愉悦感，也不能在工作压力大的时候吸根烟放松一下，也不能再和吸烟的朋友一起随意玩耍……于是，他们认为自己戒烟等于被剥夺了某种权力。这种认知层面的牺牲感和被剥夺感，导致了吸烟者的内心冲突，造成了巨大的心理痛苦。

而为了缓解这种牺牲感带来的痛苦，吸烟者在戒烟之前就会触发"补偿心理"，试图挽回自身的损失。补偿心理是一种涉及人类心理平衡的一种心理机制，表现为当人们由于主观和客观原因而产生不安情绪，或者失去心理平衡时，将试图以一种新的方式表现自己，以此减轻或消除内心的不安情绪，进而达到心理平衡。该心理机制对调节心理平衡具有很好的驱动作用。而在心理学上，补偿心理被看作是由于生理上或心理上为精神带来的某种痛苦，这种痛苦将驱使人们尝试某种方式，以其他行为来替代即将出现损失的行为。

这种补偿心理在生活中屡见不鲜，比如，在减肥之前，疯狂进食，将自己喜欢的食物统统吃一遍；在结婚前几天，呼朋唤友，肆意疯狂；在戒烟前一天，毫无节制的吸烟，一支又一支。对于减肥，人们留恋的是味蕾上的美好，对于结婚，人们留恋的是单身时期的肆无忌惮，而对于吸烟，所有可以作为牺牲结果的认知错误，都将成为他们疯狂补偿的理由。

但是，无论是减肥还是结婚，"疯狂"在某种意义上更像是一种仪式感，告别以往的生活，即使是存在一些无伤大雅的弊端。但吸烟却并非如此，戒烟的仪式感趋向于告别吸烟环境、吸烟工具，而在戒烟前一天疯狂吸烟，会提高尼古丁和焦油等物质的摄入量，进一步刺激大脑神经，使人们获得的愉悦感提升，消磨戒烟的意志力，动摇戒烟决心。同时，短时间内大量吸食香烟，使大量的尼古丁摄入，引起血管收缩、痉挛，容易引发心肌梗死，甚至猝死。

虽然补偿行为存在很大的危害性，但由于香烟的刺激特性以及附加意义，还是会阻碍吸烟者戒烟的步伐。因此，改变对戒烟牺牲感和被剥夺感的认知，才是吸烟者熄灭最后一支烟的关键。

对于所有吸烟者而言，戒烟并不是一种牺牲，而是内心深处对自由的渴望，是为了挣脱束缚的枷锁，为了更好地掌控人生。这种对身心自由的追求才是戒烟的最大驱动力。

在正常情况下，吸烟者在戒烟时，并未被强制失去吸烟的权利，而是自我放弃了这一权利，心理上的人生不完整的缺失感不过是一种心理错觉，是一种庸人自扰的痛苦。看破戒烟的心理错觉，才能更好地掌握人生，更好地生活。

# 你是否在担心戒烟失败

当一个人在某件事情上连续失败，再次面对这件事情时，就会产生"这次一定也不会成功"的想法，这种心理在心理学上被称为挫折心理。人们一旦出现挫折心理，就很容易感到失意、沮丧，惶惶不可终日。尤其是在戒烟的过程中，盲目地担忧戒烟失败，往往令戒烟很难进行下去。

## 1. 担心戒烟失败自信心受挫

自信心是大多数人做事的驱动力，一旦失败很容易导致自信心受挫。一些吸烟者之所以担心戒烟失败，就是害怕经历失败后，再难以提起戒烟的勇气。但是，害怕失败是一种正常的现象，每个人都不喜欢失败，不愿意失败，这是一件好事，因为这意味着他对成功存在一种执念，有进取心。一旦吸烟者丝毫不介意戒烟的成败，随其自然，那戒烟成功的希望很渺茫。

对所有正在戒烟的吸烟者来说，戒烟失败本就是一个伪命题，对失败的恐惧是毫无逻辑的。当一个人成为吸烟者时，他就已经是一个失败者，即使戒烟失败，也不过是继续保持着自己吸烟者的身份角色，并不会让现实变得更糟，根本不会失去任何东西。

## 2. 担心戒烟失败被人嘲笑

外界的评价一直是很多人在意的点，尤其是嘲笑、讥讽等为自己带来心理伤害的言语。而戒烟失败，很可能被周围人品头论足，阴阳怪气。这也是一些吸烟者恐惧戒烟失败的因素之一。

当吸烟者选择戒烟后，再次踏入社交场合，一定会遇到吸烟的场景，一旦表明自己戒烟的状态，周围人会出现各种各样的神情或言语，有惊讶和鼓励，也少不了不屑和讽刺，但这一时间节点的评价杀伤力尚可。如果在戒烟失败之后，各种嘲笑和讽刺就会让人感觉格外刺耳。

但是，在这种场合下，戒烟的受益人只有自己，不必过于在意他人的评价，成功与失败都是戒烟的必经过程，一旦戒烟成功，耳边的各种声音自然就会消失，不必庸人自扰。

## 3. 担心自己坚持不下去

一些吸烟者在戒烟之初格外在意戒烟的进度，坚持一整天就变得激动不已，甚至三天一小庆，五天一大庆，这种行为无可厚非，因为每一天都在进步，都生活在戒烟的希望当中。但是，戒烟初期取得这样的成效并不奇怪，戒烟的信心和意志力都会驱动吸烟者向前，可是，一旦时间放大到一年，甚至几年，吸烟者依然没有切断对吸烟的欲望。他们每时每刻就在感受理想与现实之间的差距，本以为再坚持一下就能够免除吸烟的困扰，但吸烟的欲望一直都在。

当吸烟欲望出现的那一刻，吸烟者的决心就会出现一丝松动，担心自己坚持不下去，虽然这种担忧并不会直接导致戒烟失败，但随着时间的推移，这种担忧很可能会成为诱发复吸的重要因素。

一般来说，戒烟的意志力和驱动力会随着时间逐渐减弱，以往的决心、计划、勉励起到的作用都微乎其微。当吸烟者格外关注内心燃起的吸烟欲望时，他离复吸仅剩一步之遥。

### 4. 担心戒烟后复吸

复吸导致戒烟失败，是所有吸烟者在戒烟过程中最担心的事情。但是，所有吸烟者都必须明确一点，复吸并不是由他人决定的，而是自己。如果内心坚如磐石，任何环境，任何人的劝慰都无法撼动戒烟的决心。

曾国藩在十七岁开始吸烟，甚至达到了嗜烟如命的地步，在受到老师的训诫后，决定开始戒烟，为了表明戒烟的决心，他将自己的名字改成"涤生"，取痛改前非，洗涤新生之意。但好景不长，烟瘾发作使他这个老烟枪难以忍受，第一次戒烟以失败告终。

不久以后，鸦片战争爆发，在全民禁烟的号召下，曾国藩决心戒烟，当着家人的面将祖传的烟袋砸碎，但在出门访友时，对方吞云吐雾，使他内心颇受煎熬，在对方盛情相邀之下，他半推半就之间又开始吸烟。

但最终曾国藩还是戒掉了烟，他通过不断记录戒烟历程警示自己，终于在数年之后，成功摆脱了烟瘾。后来，他在给儿子的信中写道："余三十年前最好吃烟，片刻不离。至道光壬寅十一月二十一日立志戒烟，至今不再吃。"借此告诉儿子，做事贵在有恒心。

所以，不必担心复吸，只要自己戒烟的念头坚定不移，即使面临最便利的吸烟环境，都不会出现复吸的情况。在戒烟的过程中，控制自己内心的欲望，就能有效避免复吸的出现。

因此，对戒烟失败任何情况下的担忧都是没有必要的，失败最坏的结果也不过是重新来过，吸烟者只是没有得到，并没有失去什么。

# 第五章

# 戒烟失败不是
# 你的错，错在方法

# 有一种戒烟失败叫用力过猛

　　戒烟是一个漫长且煎熬的过程，循序渐进对于烟龄过长的吸烟者来说更容易接受一些。突然性的戒烟，身体往往会出现诸多的不适，虽然这些症状是正常的生理反应，但过于强烈的戒断反应会使戒烟过程痛苦不堪。一旦吸烟者的意志力不够坚定，承受不住痛苦，就可能会导致戒烟失败。因此，戒烟者不仅要关心戒烟的结果，也要注意戒烟的过程，避免因用力过猛使戒烟适得其反。

　　根据戒烟成功的经验，戒烟方法大致可以分为两种：其一，是从开始戒烟的那一刻，再也不碰香烟；其二，是循序渐进的戒烟。一些吸烟者认为戒烟并不是一件难事，说戒就能戒掉，让其余吸烟者持怀疑态度。其实这并非什么难以置信的事情，由于吸烟的烟龄短，烟瘾小，体内累积的烟毒并不是太多，吸烟者对香烟的依赖也并不是太过强烈。因此，说戒就戒是完全有可能的。即使在戒烟初期，吸烟者依然会出现戒断反应，只要咬牙挺住，成功戒烟的概率还是比较高的。

　　但对于烟龄过长的吸烟者，打算凭借一口气戒掉香烟，是不现实的。戒烟用力过猛很可能导致适得其反的结果，使烟瘾加

088　戒烟 不难

重。只有慢慢来，每天控制尼古丁的摄入量，让身体对尼古丁等物质的依赖感消退，当后期身体中的有害物质清除大半，戒断反应不再强烈时，人体才更容易承受戒烟的反应。如此才能提高戒烟的成功率。

因此，对于高烟龄的吸烟者而言，应避免一开始就用力过猛式戒烟。一旦用力过猛就容易将自己逼得太狠，人的神经就像琴弦一样，绷得太紧就容易断裂。

做事情用力过猛的人，有一个通病，就是急于求成，急于成名。他们会被自己短时间内的自律而感动，却也会因能量急剧消耗而选择放弃，甚至比以往有过之而无不及。任何努力都是如此，用力过猛会不知不觉会提高人的阈值，产生期望落差。比如，认为自己已经拼尽全力坚持了很长时间，为什么还会出现吸烟的冲动；认为自己的付出和收获不成正比，一旦无法满足心理预期就会变得自暴自弃，放弃戒烟。就像马拉松一样，如果在比赛开始时就不断冲刺，短短的五公里就会耗尽所有的力气，过不了多久，就会自动止步，自然无法跑完全程。用力过猛可能会使你跑得够快，但不会使你跑得更远。

吸烟者只有懂得适当地放松心态，不需要时刻绷着自己的神经，才更容易坚持下去。俗话说："欲速则不达。"太执着于一个好的结果，往往就会以坏结果收场。对于任何事而言，能够坚持到最后的人，凭借的往往不是激情，而是恰到好处的持续付出，戒烟也是如此。

# "替代品"戒烟？你被骗了

大多数吸烟者在戒烟的过程中一定都尝试过"替代品"戒烟的方法，但基本上都以失败告终。在网络媒体大肆宣传和吹捧之下，"替代品"戒烟为何依然行不通呢？其根源在于替代品无法戒除吸烟者的"心瘾"，更像是一种自我安慰的手段。

替代品戒烟法一般分为两种方式：一种是针对吸烟习惯而进行的行为替代法；另一种则是针对导致吸烟成瘾的尼古丁替代法。

## 1. 行为替代法的误区

吸烟习惯的行为替代，是指通过各种形式的电子烟、水烟、烟嘴等烟具替代纸质香烟。比如，需要配合烟弹和烟油使用的电子烟杆。总的来说，这种替代品都是围绕一个原理展开的——吸烟是一种行为习惯。

既然吸烟行为是一种习惯，那吸烟者用一种不伤害身体的方式进行替代，就能够戒除烟瘾。这就是行为替代戒烟法最大的误区，对于吸烟者来说，吸烟不仅仅是习惯，还是一种毒瘾以及由毒瘾导致的一系列复杂的心理疾病。单纯地用替代习惯的行为来戒除烟瘾，明显是行不通的。

吸烟者要清楚什么是习惯，习惯分为两类：第一类属于无意识的习惯，大多是由人体的原始本能驱动所产生的。比如，呼吸、眨眼等行为，以及身体对外界刺激的神经反射，就像疼痛、冷热等感知反应。

第二类就是非原始驱动，是指后天慢慢养成的习惯。比如，从小养成的右手写字，每天跑步等都属于后天养成的习惯。当然，吸烟也属于非原始驱动的习惯。

每一个习惯在形成之初，都需要人们大脑的理性力量进行刻意为之，经常长时间的重复，就能够变成非刻意的自然行为。每一个吸烟者在最初吸烟时，一定都是刻意学会的，而且过程十分痛苦。但在一段时间之后，对于已经形成习惯的吸烟者来说，更多时候，他们一般是在无意识的状态下进行吸烟的，甚至根本没有意识到自己在吸烟。我们可以在睡觉前回忆一下今天一共吸了多少支烟，在不打开烟盒的情况下，任何吸烟者都无法记住吸烟的数量。

这也就意味着吸烟者在进行行为替代戒烟法时，由于采用了替代品而打破了无意识的吸烟的状态。当吸烟者打算吸烟时，会刻意回避真实的香烟并忍受戒烟带来的戒烟反应，去刻意使用替代品。这种行为的结果就是将自然的吸烟动作，替换成刻意的动作，使吸烟者十分介意自己所吸的每一口电子烟，认为它们是对自己不能吸纸质香烟的惩罚。最终，吸烟者对尼古丁的需求增加，烟瘾不轻反重。

吸烟者之所以出现吸烟的行为动作，是因为这个动作能够满足身体的某种生理需求，比如，烟雾中有害物质对身体的成瘾性，尤其是尼古丁对大脑产生的一系列化学反应。在正常情况下，神经递质多巴胺的分泌，会使大脑形成渴望，并以此引发一系列的心理效应，这并不是单纯地使用替代品模仿吸烟的动作就能够彻底改变的。

## 2. 尼古丁替代法的误区

尼古丁替代法是以一种非烟草的形式、小剂量安全性好的尼古丁制剂，取代烟草中的尼古丁，比如，尼古丁口香糖、贴剂、喷剂等。

它们所提供的尼古丁含量要远远小于吸烟摄取，但足以缓解戒断反应的症状。吸烟者在使用一段时间之后，通过将尼古丁的摄取量逐渐降低，从而克服吸烟的习惯，达到戒烟的目的。

这种方法的误区在于吸烟者并不需要拘押对尼古丁的心瘾，只是通过不断减少摄取量，逐步达到戒除的目的，实际上吸烟者并未消除对尼古丁的渴望，反而会通过替代品逐渐加大剂量，达到内心的满足。这使一些吸烟者在尝试尼古丁替代法后，不仅没有戒烟，反而又染上了"口香糖瘾"。

的确，替代香烟的尼古丁制剂要比香烟带来的危害小得多，它们并不像香烟一样含有焦油、一氧化碳或其他的一些有毒物质，但这些替代品依然没有抛开香烟成瘾的本质。

因此，替代品戒烟所呈现的往往只是一种假象，并不能真正帮助吸烟者很好的戒烟。而这种替代戒烟法，往往会让轻微的烟瘾活得更久，而且对大烟瘾也完全没有压制的作用。

# 用科学的态度看待戒烟偏方

当吸烟者的意志力无法满足戒烟的条件时，其中的一些人就会寄希望于民间的各种戒烟偏方。一般来说，戒烟偏方一没有文献记载，二没有科学依据，不过是人们口口相传的一种戒烟方法，实际能够凭此戒烟的人，百无一二。

戒烟偏方也许可以给某些人的戒烟带来帮助，但绝非像药物一样具有高针对性，高见效率。一旦吸烟者站在科学的角度上分析这些戒烟偏方，就会发现所谓"偏方"带来的价值意义不大。

**偏方一：烟丝泡茶**

"将烟丝碾碎，像茶叶一样放在茶杯中，倒入开水，待'茶'冷却后方可饮用，能有效戒除烟瘾。"

烟丝用开水浸泡所散发的味道非常难闻，且令人难以下咽，吸烟者通过饮用烟丝茶使自己对烟草产生厌恶感，是一种行为治疗方法，与厌恶疗法的原理不谋而合。所谓厌恶疗法，是指将一些计划戒除的行为或症状与某种带有不愉快或惩罚性质的刺激相结合，通过厌恶条件的影响，达到戒除或减少目标行为的目的。

但"厌恶疗法"也许对一些烟瘾较小，或者戒断反应不明显的吸烟者有效，却一定无法阻拦具有多年吸烟史，拥有强烈戒断反应的"老烟民"。一旦戒断反应来临，他们无法通过烟丝茶缓解戒断反应，为了获得尼古丁，还会重新拿起香烟吸食。

另外，烟丝茶存在一个很大的弊端，当烟丝被开水冲泡时，其中的有害物质就会溶解在水中。如果吸烟者饮用，很可能会出现胃部不适，或者其他肠胃疾病。

### 偏方二：维生素 C 水代茶饮

"取五片维生素 C（100 毫克）碾碎，放入茶杯中，加少许白糖和白开水。"

目前，没有任何理论和证据能够证明维生素中所含成分对戒烟有效。不过在戒烟时大量饮用水确实能够缓解吸烟者的戒断反应。一般来说，吸烟者想要吸烟的冲动所持续的时间很短，大约在几十秒到几分钟之间，此时，频繁，少量的饮水能够分散吸烟者的注意力，从而缓解戒断反应，这种戒烟方法像是一种行为替代法。可一旦吸烟者的烟瘾较大，戒断反应格外强烈时，分散注意力方式往往不起作用。

另外，维生素片毕竟属于药物，过量服用会对吸烟者的身体造成伤害。比如，腹泻、中风等疾病。

### 偏方三：凉拌萝卜丝

"将白萝卜洗净切丝，挤去其中苦涩的汁液，加入少许白糖，在早上起床后，烟瘾发作时吃一小碟，空腹最佳。"

当吸烟者早晨空腹食用凉拌萝卜丝之后，会在吸烟时无法体味烟草的味道，或者感觉味道极为难闻，从而增加戒烟成功的概率。这种方法与烟丝泡茶相近，基本上都是利用了厌恶疗法的原理。

从中医的角度来看，白萝卜具有下气、润肺、解毒、生津等作用，可用于治疗肺热、痰多等症状，对于缓解因吸烟带来的呼吸道不适，咳嗽痰多，有一定的保健作用。但在理论角度，食用白萝卜无法在帮助戒烟上站住脚。

### 偏方四：戒烟含漱液

"使用 0.2% 的硝酸银溶液配制成含漱液，每次含漱一口，每日 3 到 4 次。"

含漱液戒烟法依然是利用了厌恶疗法，只不过是将"厌恶"二字放大到了极点。硝酸银中的银离子会和烟雾中的某种成分相结合，产生一种极难忍受的味觉反应，强化吸烟者对烟草的反感，提高戒烟意愿，同时，又不会因尼古丁瘾产生焦虑、不安等情绪。

但这种戒烟方式所产生的味觉反应不是常人所能忍受的，这也是大多数尝试该方法的吸烟者选择放弃的原因。最重要的是，该方法存在一定的风险，硝酸银具有一定的腐蚀性，一般用于腐蚀增生的肉芽组织，其稀释溶液可作为治疗眼部感染的杀菌剂。但误食硝酸银可引起剧烈腹痛、呕吐、血便等症状。

# 传说中的五日戒烟法

随着时代发展，快捷、高效的风格在人们的日常工作和生活中备受推崇，在戒烟领域，五日戒烟法也因此应运而生，通过系统的规划、准备、执行，对抗烟瘾，试图在短时间内帮助吸烟者戒除烟瘾。

五日戒烟法由生理学博士麦克法兰提出，经过多年的实验、评估和修改，形成了如今人们所见到戒烟法。据官方数据统计，从1959年至今已有2000多万的吸烟者利用这种方法戒掉了烟瘾，成功率很高。

在五日戒烟法中，按照时间分为五个部分：第一日，准备阶段。吸烟者在戒烟开始之前，需要充分认识吸烟带来的多种危害，比如，呼吸系统、心血管系统、胃肠道系统等疾病，同时了解戒烟的益处，以增强戒烟的决心。

当日，吸烟者尽量避免与所有仍在吸烟的人群接触，一日三餐也需要以水果或果汁等食物为主，少吃或不吃鱼类、肉类及辛辣的食物，更不可饮用咖啡或酒类等具有刺激性的饮品。在晚上睡觉之前，进行一次短时间的散步，多做一次深呼吸，比平时提前上床休息，在烟瘾发作时，以有节奏的深呼吸进行缓解。

第二日，开始戒烟。吸烟者醒来的第一件事不是吸烟，而是用自己的意志力告诉自己"我今天选择不吸烟"，再次强化戒烟的决心。在早餐之前饮用一大杯温水并洗一个澡，用湿毛巾反复擦拭身体，以增加血液循环，保持头脑的清醒。早餐依然以水果为主，避免食用油炸和肉类食品，早餐结束后不要在饭桌上闲坐，寻找一些自己可以做的事情。

在这个阶段，吸烟者无论在主观，还是客观上，都需要与香烟进行告别。不断思考吸烟的利弊，权衡得失，掌控自己意识的主动权，将打火机、烟盒、烟灰缸等所有烟具清理，为自己举行一个戒烟仪式。

第三日，对抗戒断反应。当吸烟者两天没有吸烟时，即使吸烟量较少，戒断反应也会变得格外强烈，虽然大多数吸烟者意识不到身体的某些症状属于戒断反应。戒断反应，包括头痛、口干、咳嗽、刺痛感、焦虑、抑郁、腹泻、便秘等诸多不适症状。这是考验吸烟者意志力的第一个阶段，吸烟者需要通过各种行为来缓解这种不适感，比如，参加自己喜欢的运动，转移注意力；洗热水澡增加血液循环；多喝水等。保持精神上的放松，避免让注意力集中在自己的痛苦之上。

在这个阶段，吸烟者同时需要有意识地改变长期养成的吸烟习惯。吸烟并不是一种与生俱来的行为，它是通过一种有意识地不断强化而形成的习惯，与日常生活中的许多活动都有着密切的联系，成了一种固定的模式。比如，在写作时吸烟；在打麻将时吸烟等。纠正与生活场景联系的吸烟习惯，有利于杜绝吸烟的心理暗示。

第四日，对抗尼古丁。尼古丁成瘾是大多数吸烟者难以戒除香烟的原因，也是俗称的"心瘾"。这是考验吸烟者意志力的第二个阶段，想要控制内心对尼古丁的渴望，就必须完全切断尼古丁的摄入，"饿死"内心的尼古丁。一般重度吸烟者，可以用饮料或茶水淡化"心瘾"，为了避免这些饮品的刺激，吸烟者可以选择菊花茶或茉莉花茶替代。

在这个阶段，吸烟者一定多参加体育锻炼，可选择走路、慢跑、骑自行车等方式，在放松自己的同时，增加能量的消耗，增加身体内部氧气的交换量，保持清醒和理智。

第五日，防止复吸。这是考验吸烟者的意志力的第三个阶段，吸烟者可以为自己戒烟五天而感到骄傲，但依然需要远离吸烟人群，控制自己的饮食，同时掌握参加社交场合的不吸烟技巧，在他人极力劝说之下，依然要保持自己立场的坚定。同时，丰富一下自己的业余生活，比如，运动，看书，看电影等。

纵观整体，五日戒烟法并没有存在不妥，甚至它所提倡的某些行为和方法都有利于戒烟，但问题在于"五日"二字所体现的高效性，会让部分吸烟者产生误解，让一些意志力不坚定的吸烟者寄希望于一劳永逸。看似"五日"，实际上是戒烟的五个过程，而且每一个过程都是对吸烟者意志力的一种考验，它提供的只是方法，而并非捷径。

# "抱团戒烟"的失败率几乎高达100%

"抱团戒烟"对戒烟而言，具有一定的作用，主要体现在吸烟者在戒烟决心方面的相互勉励，以及戒烟经验分享。可是，吸烟者在"抱团戒烟"的过程中，获得了烟友的"共勉"光环，却要承担更大的风险。

美国哈佛大学医学院的克里斯塔基博士，通过分析马萨诸塞州中一个城镇1.2万名居民在32年内的健康习惯，发现吸烟者在戒烟的过程中，相互影响的情况十分明显。该数据显示，在同为吸烟者的一对夫妻中，一旦其中一人开始戒烟，其配偶继续吸烟的概率就会下降至67%。同时，吸烟者的戒烟行为也会影响到家人，其兄弟姐妹吸烟的概率也会下降25%，其朋友吸烟的概率会下降36%。该数据表明戒烟成功的人往往并不是孤军奋战，而与家人和朋友一起"抱团戒烟"更容易获得成功。他认为，一般孤独的吸烟者往往烟瘾最大，最难以戒除烟瘾，因为他们经常在社会关系中被边缘化，吸烟几乎成为他们唯一的消遣和自我安慰。

的确，"抱团戒烟"可以使吸烟者在戒烟的过程中相互勉励，提高戒烟的信心，但在彼此获益的同时，吸烟者也需要承担复吸的风险。简单来说，一旦戒烟的团体中出现了一名复吸者，他的吸烟行为在某种意义上是对全体戒烟信念的一种摧毁，提高吸烟者的吸烟欲望，降低主观意识的束缚。

对于个人而言，复吸带来的很可能是一种"破罐子破摔"的心理。"破罐子破摔"的行为在心理学上被称为应激反应，当人们突然遭受压力时，身体内部就会出现某种反应，本能地去保护处于危险情况下的自己。压力会使人们感到痛苦，但大脑会进行自我保护，让他们去寻找奖励，避免持续使自己遭受痛苦。而对于吸烟者而言，吸烟就是他们最好的奖励，于是，将戒烟的事情抛之脑后，尽量放纵自己成为他们当前的首要目的。

对于团体而言，复吸者的出现极有可能引领所有吸烟者重新走向吸烟的道路。心理学中有一个"破窗效应"，当一间房子的其中一扇窗户破了，如果没有及时进行修补，其他的窗户也会被莫名其妙地打破；一堵干净的墙上存在一块涂鸦，如果没有及时清理，一段时间之后，整堵墙就会被涂满乱七八糟的东西；在一条干净的街道上，某个角落被丢了一些垃圾没有被及时清理掉，很快这个地方就会被堆满垃圾，这些现象所体现的就是"破窗效应"。

心理学家菲利普·津巴曾做过一项实验，他将两台相同的汽车分别停放在上流社会人群聚集的帕洛阿尔托社区和以混乱闻名的纽约布朗克斯区，并摘掉了两辆车的车牌。在纽约布朗克斯区，车辆中的记录设备还没有摆放齐全，就遭到了一家三口的破坏，打算私吞这辆汽车。街边来来往往的行人也开始加入了这场

"拆除大赛"，争抢这辆车子中值钱的零部件。而停放在帕洛阿尔托社区的汽车，整整一个星期，没有任何人对它下手。

在这个实验的基础之上，政治学家威尔逊和犯罪学家凯琳提出了"破窗效应"的理论，他们会认为，那扇被打破且没能及时维修的窗户，变成了某种示范性的标志，从而纵容他人去打破更多的窗户。

而在一个戒烟团体中，率先复吸的那个人就好比是那扇被打破的窗户，彻底打破了人们心中对秩序与规则的敬畏，内心处于一种混乱的状态，在这种混乱中，人们就会逐渐迷失方向和判断，从而难以压抑大脑中为吸烟找出的各种借口，出现复吸的行为。

其实，戒烟说到底依然是一个人的事，外界的所有条件都不过是一种辅助，仅仅依靠大环境下的戒烟群体的影响，往往无法真正断绝一个吸烟者对烟瘾的渴求。在戒烟之前，尚未了解真实的吸烟原因，不进行充分的戒烟思想和物质的准备，就更容易在环境变化之时，跟随破坏秩序的人，一同踏上复吸之路。

# 戒不掉烟，并不是因为没人监督你

对于一些吸烟者而言，仅凭借自身毅力和坚持来完成戒烟几乎是很难实现的。一些外力的帮助成了他们的救命稻草，但如果吸烟者无法树立正确的戒烟观念，不愿靠自己的努力戒烟，一味以外力条件为主要驱动力，那么戒烟就无从谈起。

"想戒烟，但没人监督，自己没有意志力"这种想法看似是对外部条件的需求，实际上不过是为吸烟找的借口，目的则是为了逃避真正的戒烟。一旦吸烟者没能发自内心的渴望戒烟，任何胁迫下的被动戒烟都将以失败告终。

## 1. 出于讨好

对于绝大多数女性来说，香烟是一件不讨喜的物品，而男性也经常将戒烟的行为看作是对对方的一种讨好。"老婆，我以后一定不吸烟了，请你监督我"此类的承诺经常在恋爱关系中出现，如果因为伴侣讨厌吸烟行为，另一方以满足对方意愿的初衷进行戒烟，这在本质上属于讨好，而并非真正的想要戒除香烟。

虽然外力的监督确实在一定程度上压制吸烟者的行为，但此类戒烟行为都有着明确的目的。比如，为了使双方的关系更进一步，为了得到长辈们的认可等。一旦自身目的得以实现，戒烟的行为就会立即终止，或者从偷偷吸烟变得光明正大。一些女性经常吐槽自己丈夫，在谈恋爱的时候为了和自己更好的接触选择戒烟，可结婚之后变得越发变本加厉。

## 2. 迫于压力

当吸烟者出现某种病症的前兆，家人为了他的身体健康，就会严令禁止他吸烟，或者迫于二手烟对家人，尤其是孩子的危害而选择戒烟，都是不得已而为之的戒烟。吸烟者也许清楚吸烟为自己，为家人带来的危害，但并不会以此作为戒烟的驱动力，戒烟不过是由外界压力强行束缚的行为。

另一种情况则是承诺的约束力，以某种要求为条件向朋友承诺戒烟。一旦吸烟者内心的欲望超过该要求或物品自身的价值，吸烟行为就会再次出现。

## 3. 借口逃避

有些吸烟者会以自身意志力薄弱为借口，希望在他人的监督下进行戒烟，但在他们的内心中，纯粹是在为吸烟找一个令自己心安理得的借口。

不得不承认，仅凭借意志力戒烟的成功率实在太低，很多吸烟者在"毅力戒烟"的过程中会发现，自己的大脑会出现一些诡异的变化，越是想要忘记什么，就越想什么，也就是说吸烟者越是抗拒吸烟行为，越是排斥香烟，大脑中就会被香烟塞满。如果在戒烟过程中，吸烟者只是一味强调毅力，不讲究方法和效率，很可能出现事倍功半的结果。因为，一个人的意志力很难长久持续下去。

对于戒烟而言，其成败的关键因素在于动机，包括外在动机和内在动机。外在动机以环境的影响、亲人的态度等为主；内在动机以戒烟的决心、毅力和认知为核心。

外在动机能够为吸烟者带来一定的戒烟驱动力。心理学中的霍桑效应表明，当人们意识到自己被关注时，就会做出一些相应的行为。比如，当环境和周围的人群都在反感吸烟者的吸烟行为时，他就会为了得到人们的认可从而出现戒烟行为。在戒烟期间，让周围的人对自己进行积极的疏导和鼓励确实是一个有效的方法。

但是，单纯以外力作为戒烟核心，仅通过他人的监督就想获得戒烟的成功是不可能的。因为戒烟起决定性作用的永远是内因，外因不过是一种辅助手段。只要吸烟者没有戒烟意向，任何胁迫都是徒劳。

因此，为了更好地戒烟，吸烟者可以在明确戒烟目的的情况下，通过要求他人监督来提升戒烟的决心，约束自己的行为。同时，在戒烟时争取家人、同事和朋友的帮助。并在无形中将自己戒烟的消息发布出去，以得到同事和客户的体谅，减少工作和生活中的尴尬。两者结合，戒烟方可事半功倍。

# 为什么完全戒断比减量效果好

关于戒烟，"是完全戒断，还是逐渐减量"一直存在很大的争议，每个人对戒烟都有自己的想法。

有人说："我就是用的减量法，但有时候还是会忍不住多吸。反正我认为减量没有用，不过是自己骗自己，不如直接戒断，难受几天就能彻底戒烟。"

也有人说："我吸烟四十多年了，一上来就完全戒断，身体根本适应不了，太难受了，我觉得还是应该慢慢来，先减量在一点点减少，会好很多。"

这两种戒烟方式我们无法评判其好坏，各花入各眼，况且使用这两种不同方法戒烟的人也不在少数，他们的建议也是戒烟过程中很好的参考借鉴，选择适合自己的戒烟方式才是最重要的。

在大多数吸烟者的认知中，戒烟是一个长期的适应过程，完全戒断和减量针对不同程度烟瘾的吸烟者能够取得最佳的效果。由于人体在戒烟之前适应了长久以来的香烟环境，当戒除香烟时，新陈代谢的修复工程就会开始，从而造成程度各异的戒断反应。比如，当吸烟者的烟瘾程度很大，或者烟龄很长，一次性戒断香烟会产生剧烈的戒断反应，让身体吃不消，甚至可能因此引发其他疾病。所以烟瘾大的吸烟者，逐渐减少吸烟量，慢慢戒除看起来是一个不错的选择。而当吸烟者的烟瘾程度较小时，戒断反应的症状就不会太过明显，这时候完全戒断能尽快帮助吸烟者脱离香烟的控制。

这种关于戒烟方法的分析表面上看起来十分有道理，但却忽略了一个最致命的问题，戒烟的主体在于人，在于吸烟者的意愿和决心。当吸烟者的戒烟意愿不强烈时，对香烟保持着依依不舍的心态，选择减量戒烟法，无非就是为继续吸烟找一个合理的借口罢了。

因此，减量戒烟法与完全戒断法相比，对吸烟者的要求更高，吸烟者对戒烟的态度一定要主动且意念强烈。同时，减量戒烟法之所以效果不如完全戒断法，也是因为诸多因素的干扰。

## 1. 吸烟行为并不是单纯的烟瘾发作

在吸烟人群中，存在缓慢戒烟念头的人很多，甚至一些人在为戒烟而不断努力。如果吸烟者处于一种与外界隔绝的状态，能够轻松达到减量戒烟的目的，但是在日常生活中，人们并不是只要在烟瘾发作时才会选择吸烟，社交需要和释放压力都会吸烟。比如，在戒烟过程中，吸烟者心情低落；工作或生活的压力激增；参加各种商务场合的礼仪需求。因此，在诸多场景中，吸烟者都无法做到绝对控制减少吸烟量。

## 2. 戒烟的决心难以长久

一般来说，很多吸烟者的戒烟想法都是偶然间出现的。比如，在合计一年财务支出时察觉到香烟占据了很大的日常开销；在早晨起床后，经常出现恶心干呕、咳嗽带痰等症状；身边的人戒烟成功等。

当吸烟者下定决心戒烟的那一刻，内心往往会受到一定触动，但这种戒烟的想法会随着时间逐渐消失。而削弱戒烟念头的因素可能是戒断反应带来的各种不适，也可能是工作中必要的社交需求。

对于采用减量戒烟法的吸烟者而言，只有保持一种长期且坚定的戒烟决心，在戒烟过程中毫不松懈，才有机会成功戒除烟瘾。但是，依靠此方法戒烟的人所花费的时间往往要高于一次性戒断的时间。

因此，采用减量戒烟法，吸烟者对戒烟的决心要更大，更持久。但在实际过程中，戒烟失败的吸烟者往往都是戒烟一段时间后，随着戒烟决心的减小，在后期无法控制吸烟量，导致戒烟失败。

### 3. 每一次吸烟都在加重身体对尼古丁的渴望

减量戒烟法之所以很难见效，是因为大多数吸烟者只有在难以忍受烟瘾时才会吸食香烟，但在这种情况下，吸烟者会尽情享受这片刻的欢愉，而尼古丁给自己带来的满足感将变得格外强烈。于是，吸烟反而在无形中放大了消除戒断反应那一刻的愉悦感，让人难以抗拒，也让人难以维持减量戒烟的想法。

对于所有吸烟者而言，只要没有彻底戒除烟瘾，无论是每天吸食 20 支，还是吸食 1 支，在本质上是没有区别的，烟瘾也不会跟随减量而减少。人们眼中的烟瘾减少，不过是自己习惯了忍受和控制烟瘾而已。

**4. 减量戒烟法是吸烟的幌子**

　　一些吸烟者在戒烟时，无法真正消除内心对香烟的渴望，才会选择减量戒烟的方式。他们认为自己先通过逐渐减少吸烟量，减少烟瘾带来的影响，等自己能够彻底控制烟瘾的时候，就能够达到戒烟的目的。然后，只要吸烟者还存在吸烟行为，就根本无法控制或消除自己的烟瘾。

　　因此，所有心存侥幸的吸烟者一定要明白，吸烟与戒烟之间没有灰色地带。戒烟一旦下定决心，就不要再有任何迟疑，讨价还价很容易让自己成为复吸者。

# 第六章

# 熬过戒断反应，
# 没有你想的那么痛苦

# 平常心应对戒烟后的失眠和嗜睡

对于一个长期吸烟的人来说，戒烟往往会出现各种各样的生理反应，从而让吸烟者感到不适，经常通过复吸来缓解这种状态。想要坚持戒烟，吸烟者就需要了解戒烟后出现的各种生理反应，避免不必要的惊慌，才能够坚定戒烟的信心，并将其继续执行下去。其中，戒烟后的失眠和嗜睡对日常工作和生活的影响无疑是最大的。

戒烟后出现嗜睡的情况，原因有两种：其一，在戒烟的过程中，身体的各个器官都将进入修复状态，从而消耗大量的能量，从而导致嗜睡症状的发生；其二，醉氧症。当一个人长期生活在西藏等高原地区，突然返回低海拔地区生活，就会出现一种特殊的生理反应——醉氧症。当一个人长期吸烟时，烟雾中的一氧化碳会导致血液含氧量下降，使身体和大脑的供氧量不足，但在一段时间之后，吸烟者的身体就会逐渐适应这种低氧的状态。但戒烟之后，由于吸烟者不再吸入过量的一氧化碳，使身体和大脑的供氧量突然增加，大脑从缺氧状态下恢复，就会感到不适，从而出现疲惫、乏力、嗜睡等症状，这些就是醉氧症的表现。这种醉氧的情况大致在戒烟后的 2 到 4 周内消失。

毫无疑问的是，"醉氧症"是戒烟的一大拦路虎，很多吸烟者往往都会因为该戒断症状而选择复吸。但停止吸烟之后，身体总归需要一个适应的过程，吸烟者可以通过多参与体育锻炼来加快身体的适应速度，切不可因噎废食。

　　戒断反应还有另一个症状——失眠。吸烟者在吸烟的过程中，尼古丁跟随血液进入大脑，可直接通过血脑屏障，与大脑中控制自律性的神经受体相结合，产生大量的多巴胺，多巴胺属于兴奋剂的一种，可以增强人的意识和警觉。拥有很长烟龄的吸烟者，大脑会习惯性分泌多巴胺，持续刺激大脑神经，保持兴奋。在戒烟之初，由于吸烟者的身体尚未调整各项激素的分泌，就会产生失眠的情况。

　　吸烟者基本上在戒烟的第二天，或者第三天就会出现失眠的情况，一旦吸烟者开始戒烟，一天之中体内的尼古丁代谢完全，身体一时间无法适应这种神经刺激性弱的情况，体内就会再次分泌多巴胺，导致神经紧张。失眠症状的刺激时间不固定，一般由吸烟者的身体适应情况决定，一些人可能在一个星期左右就会彻底消除失眠的症状，另外一些人可能会需要更长的时间去适应，失眠次数逐渐减少，直至彻底消失。

　　面对突如其来的不适感，吸烟者一定要保持一种平常和自然的心态，不必因失眠而过度担忧，大脑越是紧张就越难以入睡。一些吸烟者往往会对连续多天出现的失眠感到焦虑不安，认为长时间的失眠会使大脑得不到休息，从而生病或短寿。而这种由过分担忧而产生的焦虑，对睡眠本身及身体健康的危害更大。

当吸烟者了解失眠的原因后，就可以在日常生活中通过外界的助力来提高睡眠质量，使自己得到更好的休息。

## 1. 身心放松

吸烟者可以选择在睡前到户外散步，放松一下精神，或者在上床之前洗一个热水澡，都能够起到放松和减压的效果，有利于入眠。

## 2. 睡眠诱导

在入睡的过程中聆听一些平淡而有节奏的音乐，比如，火车的运行声、蟋蟀的叫声、下雨淅淅沥沥的声音，或者具有催眠效果的音乐，帮助建立诱导睡眠的条件反射。

## 3. 饮一杯热牛奶

据相关研究表明，在睡前饮一杯热牛奶能增加人体内胰岛素的分泌，有利于氨基酸进入大脑，促使大脑分泌睡眠的血清素。同时，牛奶中含有微量的吗啡样式物质，具有镇定安神的作用，从而促使人体安稳入睡。除了牛奶，像苹果、香蕉、桂圆等富含镁离子的食物，也具有安神镇静的作用，可以帮助吸烟者缓解戒烟失眠。

除此之外，适当补充维生素 $B_1$ 有利于改善神经状况，调节体内激素的平衡，缓解失眠症状。一般因戒烟导致失眠的人去就医时，医生都会给一些维生素 $B_1$。

无论是嗜睡，还是失眠，都是戒烟过程中正常的生理反应，吸烟者保持一颗平常心，不仅有利于面对这些戒断症状，还能有效避免戒烟的决心因此被消耗的情况。

# 戒烟最难熬的四个时间点

吸烟者在了解到吸烟的危害后，会产生戒烟的念头并付诸行动，但大部分吸烟者的戒烟行动经常会以失败告终。一般来说，隔三岔五地戒烟，持续性的失败，其根源就在于缺乏戒烟的恒心和毅力。

其实，戒烟让人望而却步的只是前期为身体带来不适感的戒断反应，但吸烟者熬过戒烟过程中的四个时间阶段，成功戒烟就会水到渠成。

## 1. 戒烟半天

对于大多数吸烟者来说，每天吸烟的次数至少要在三次以上。这也就意味着当吸烟者决定戒烟之后，至少保持半天以上的时间才能算开始戒烟，而在这半天的时间内，烟瘾就会出现。由于长期的吸烟经历，吸烟者的身体已经对香烟产生了适应性，如果突然戒烟，身体就会产生空虚感，并随着烟瘾的不断增加，对自己的思绪造成影响，就好像心中有一个恶魔在怂恿自己吸烟一样。这是戒烟的第一道关隘，如果无法守住本心，戒烟的事情就无从谈起。

此时，戒烟所产生的戒断反应强度较低，一般吸烟者都能够凭借自身的决心和毅力度过这段时间。

## 2. 戒烟三天

戒烟三天的时间节点是吸烟者最为难熬的阶段，一般来说，绝大多数的吸烟者都是在这个阶段放弃了戒烟行为。由于长时间未曾吸烟，内心对尼古丁的渴望达到了顶点，烟瘾也会随之突然出现一波反扑。比如，在某个无聊的下午，吸烟者无事可做，百无聊赖时，或者不经意间瞥见了摆在不远处的香烟，躲藏在心里暗处的烟瘾就会凭空出现，并上升到一种难以想象的高度。一旦吸烟者无法忍受这种"心瘾"妥协了，戒烟就会失败。

当吸烟者戒烟三天之后，身体的净化功能和自我修复功能开始生效，逐渐将体内香烟的有害物质清除出去，咳嗽、痰多、注意力不集中的情况越发频繁，同时生理需求和心理渴望将同时作用于吸烟者的神经，将吸烟者对香烟的欲望放大到极致。

## 3. 戒烟七天

七天是一个特殊的时间节点，吸烟者成功遏制住了吸烟的念头，使身体开始进行进一步的调整和修复。越来越多的戒断反应综合征开始出现，头晕、失眠、精神萎靡等症状，尤其以咳嗽最为明显，一些平时不怎么咳嗽的吸烟者，此时也会咳嗽的特别厉害，而且肺部多痰。这是一种戒烟的正常反应，身体已经在清理大部分的香烟毒素，尤其是当肺部逐渐恢复正常时，这些不适的症状也会更为强烈，但坚持一段时间后这些症状会自然消退。吸烟者可以通过咀嚼口香糖等食物舒缓神经，多喝热水帮助排毒，但不必心存担忧，盲目认为戒烟让自己的身体出现了问题。

同时，七天的时间节点也是吸烟者最容易放松的时候。由于扛过了心瘾最为强烈的阶段，一些吸烟者开始轻视戒烟的难度，甚至出现戒烟也不过如此的想法，进而再次复吸，导致戒烟失败。

## 4. 戒烟二十一天

戒烟二十一天后，吸烟者基本上已经算是戒烟成功了，虽然二十多天的时间还无法让整个身体恢复如初，但一些出现异变或者因香烟受损的细胞已经被身体清除出去。而且，烟瘾基本上也趋于稳定，戒断反应也减少了很多。如果吸烟者长期保持下去，坚持一年左右，才算得上彻底戒掉香烟。

随着戒烟时间的增长，吸烟开始逐渐从吸烟者的日常习惯中剥离，而这时，吸烟者所面对的不是跟随自己多年的行为习惯，而是面对外界的诱惑是否能够从始至终地坚持下去。在整个戒烟过程中，吸烟者一定要明确自己的决心，由不得半点动摇，不会因外界的刺激而轻易改变。这对于戒烟而言，是最重要的一件事。

如果吸烟者在戒烟过程中，对这四个时间节点加以重视，就不会因突如其来的烟瘾、心瘾和戒断反应综合征打乱自己的阵脚，从而有序地进行戒烟，直到彻底戒除香烟为止。

# 清肺排毒，缓解戒烟后的咳嗽

戒烟过程中有一个情况让很多吸烟者感到焦虑，甚至为了缓解这一症状而重新吸烟，那就是咳嗽。一般来说，吸烟者在吸烟时并不会咳嗽，反而在戒烟之后经常出现剧烈咳嗽的情况，甚至还伴有黑色的浓痰。那戒烟的过程中为什么会出现咳嗽的情况呢？

戒烟后的咳嗽是一种身体抵御机能起作用的表现，当吸烟者停止吸烟后，被尼古丁、焦油等有害物质长期损害的身体开始恢复正常的机能，就会出现咳嗽的情况。

首先，要知道的是咳嗽是一种信号，表示身体机能正在恢复，曾经被尼古丁和焦油重创的肺部防御功能正在慢慢恢复，是一种健康的表现。

在生理上，肺部的气管、支气管的黏膜存在大量的柱状纤维，能够将吸入空气中的有害物质，配合分泌黏液一同送往咽喉部，通过刺激呼吸肌收缩，以咳嗽的方式将这些有害物质排出体外。在长期的吸烟过程中，尼古丁的有害物质对肺部的细胞造成了很大的伤害，使气管、支气管上的柱状纤维减少、变形，甚至消失，失去基本的防御功能。当戒烟之后，肺部的功能逐渐恢复，柱状纤维开始自我修复再生，重新开启清理肺部的功能，为肺部排除长期积郁的痰。另外，在戒烟期间肺部会产生大量的黏液，由于生理机制需要，这些包含异物的黏液将被排出体外，于是，就出现了咳嗽的现象。因此，吸烟者不必担心，戒烟后的咳嗽不过是一种正常的生理反应。

一般来说，吸烟者在戒烟的几天后会出现咳嗽的症状，并在20到40天之间的某个时间节点变得格外强烈。这个时间节点并不固定，由吸烟者身体的恢复能力决定。如果吸烟者的身体恢复能力强，剧烈咳嗽将出现在20天之前，如果吸烟者的身体恢复的较慢，可能在40天之后才会出现咳嗽的症状。

除了开始的时间，咳嗽持续的时间也是不固定的，完全由吸烟者肺部的焦油含量所决定，当肺部的焦油排除干净之后，咳嗽的现象才会减少，直到慢慢消失。对于吸烟者来说，体内的焦油含量一般与烟龄、吸烟量以及自身代谢能力有关，但可以肯定的是，当咳嗽出的痰中没有黑色、灰色、褐色等焦油成分后，就说明肺部的焦油基本上排除干净了。

咳嗽属于一种正常的排毒现象，吸烟者不可强行压制咳嗽，反而需要多食用一些清肺、润肺的食物帮助焦油更好地排出。比如，银耳、蜂蜜、枇杷、百合、梨、罗汉果等食物。在日常生活中无论是煲汤，还是泡茶都能够起到很好的作用，这样就大大缩短戒烟之后咳嗽排毒的时间，对身体的恢复比较有利。

而针对戒烟后咳嗽痰多的情况，吸烟者也可适当服用一些药物来促进体内痰液的排出，比如，止咳宝片。尤其是患有慢性支气管炎的吸烟者，止咳宝片能够化痰祛痰，针对急性、慢性咳嗽具有温而不燥，散寒而不助热，解表而不伤正，标本兼顾的特点。

在使用食物或药物加速体内废物排出的同时，吸烟者在戒烟期间也要加强体育锻炼，比如跑步、打球等运动能够有效提升新陈代谢的速度，促使吸烟者能够更快地排出吸烟在体内积累的毒素。

但是，如果咳嗽持续的时间过长，持续两个月甚至更久的时间，并伴随着痰、血，或者严重干扰了正常的作息时间，吸烟者就要去医院，检查一下是否存在其他原因导致的咳嗽。

此外，在戒烟的过程中，吸烟者不仅会出现咳嗽的状态，在戒烟开始的一周左右也会出现口腔溃疡等症状，这一般是由于戒烟后机体免疫系统功能暂时性抑郁导致，大致在戒烟六周的时间之后，该症状就会消失，属于正常的戒断综合征的临床表现。而在接下来的戒烟过程，还可能出现感冒、头晕、胸闷、咽喉疼痛等症状，吸烟者也不必过于紧张和担忧，如果症状较为严重，可及时进行就医治疗。

当咳嗽发生时，吸烟者一定要保持一种良好的心态，不要将其视为一种日常生活中的负担，即便它会为生活带来一些影响，但通过正常的引导却能够让自己的身体变得更加健康。

# 戒烟后容易发胖的真相

很多人在戒烟后的第一反应是"咦，我怎么长胖了"，一些医生也经常收到吸烟者戒烟后发胖的反馈，甚至一些吸烟者担心戒烟后体重持续飙升，影响自己的外形，进而重新开始吸烟。

实际上，戒烟后发胖是一种正常的现象，是尼古丁戒断综合征中的一种表现。相较于体重增长，吸烟带来的危害要大得多，只要吸烟者在戒烟过程中或戒烟后对日常饮食提起注意，就能够有效控制体重。

戒烟导致戒烟者身体发胖有两个原因。

第一，尼古丁的抑制作用。众所周知，香烟中最主要的物质就是尼古丁，对人体具有一定的兴奋作用，可以提高吸烟者的新陈代谢。长期大量吸烟的人，会因为尼古丁而消耗更多的能量。吸烟者在完全戒除尼古丁后，新陈代谢恢复正常，体重自然会出现一定程度的增长。

吸烟者体重上涨的主要原因还因为食物的摄取量提高了。尼古丁除了兴奋作用，还能够抑制大脑中的饥饿中枢，使吸烟者减少饥饿感，减少摄取食物的欲望，同时，它还会影响消化系统对营养物质的吸收。

当吸烟者成功戒烟一段时间之后，随着尼古丁在体内的含量逐渐减少，甚至消失，尼古丁的抑制作用也会随之消失，人体内的其他器官的机能将恢复正常，吸烟者的食欲也会逐渐恢复，肠胃的吸收功能和舌头上的味蕾功能也会恢复正常，食物摄入量的增加和吸收能力的改善就很容易引起体重增加。

第二，戒烟过程中的替代品。戒烟是对一个人心理、身体和毅力的考验，戒烟后的戒断反应不仅会让吸烟者身体不适，还会感觉嘴巴闲得慌，渴望咀嚼一些东西，缓解吸烟的习惯。此时，吸烟者就会寻找各种各样的零食来咀嚼，用以转移注意力，抵抗烟草的诱惑。而这种零食一般以糖果、瓜子、饼干、蛋糕等高热量的食物为主。即使每次只吃一点儿零食，吃得频率多了，吃得时间长了，体重自然会上升。比如，看似热量不高的口香糖依然含有一定的糖分，频繁食用也会增加热量的摄入。因此，在戒烟过程中，如果吸烟者存在行为替代的需要，就可以将咀嚼的零食替换成喝水，或者无糖且热量低的食物，降低三餐之外的能量摄入。

当然，也不要刻意节制饮食，一下子被剥夺太多东西可能会导致事与愿违的结果。戒烟本身是一个非常考验意志力的事情，如果同时还让自己严格节制饮食，那等于给自己设置了双重考验。对于有钢铁般意志的人，这样磨练问题不大。但对大多数人来说，这样更容易给自己带来过大的精神压力，不仅更容易戒烟失败，还更会造成间歇性的暴饮暴食，损伤身体。这时，应该多吃点水果、蔬菜，以及低脂的奶制品。杜克大学的一项研究表明，这些食物会让烟的味道变得很糟糕。而且多摄入一些能够抵抗疾病的营养物质，会帮助戒烟者在和烟瘾的斗争中，增加胜利的砝码。

勤刷牙。开始戒烟之后，可以适当增加刷牙的频率，除了清洁牙齿，还能有效分散注意力。刷过牙之后，口腔里清新的感觉也能帮助抑制抽烟的冲动。想吸烟时，再做几次深呼吸，更会给肺部增加清爽感，缓解戒烟引起的烦躁情绪。

对于所有吸烟者来说，"管住嘴，迈开腿"是戒烟过程中预防体重增长的最好办法。无论戒烟前后，我们都要注意避免摄入油腻、高热量的食物，如果吸烟者的进食量变大的话，最好选择一些低脂、低热量的食物代替。这样不仅能够增加饱腹感，还可以有效避免过多热量的摄入，从根源上杜绝体重的疯狂上涨。

早睡早起，加强运动能够消耗身体的多余热量，不仅能够帮助吸烟者提高身体素质，还能帮助吸烟者维持标准的身材。另外，早晨锻炼有助于增强肺活量，呼吸新鲜的空气，排除积存在肺部的焦油，恢复心肺健康。同时，锻炼也增强大脑供氧量，有助于人体免疫系统的活跃，分离残留在大脑脑啡肽中的外源性致瘾物。

因此，我们大可不必担心戒烟前后的体重增长，只要合理安排戒烟过程中的饮食和运动，就能够在成功戒烟的同时，保持一个令自己满意的身材。

# 吃好喝好助你戒烟成功

戒烟期间的饮食也是戒烟的一大助力，吸烟者通过合理安排日常饮食，不仅能够有效减少食物刺激对吸烟欲望的影响，还能对保护、修复受损身体机能起到不容忽视的作用。

在一日三餐中，吸烟者应避免摄取过多肉类食物，肉类中所含有的嘌呤物质，会刺激吸烟的欲望，而且蛋白质在分解之后，会引起血液中氨含量增高，刺激神经系统，增强吸烟者对香烟的渴求。但人体每天必须要补充一定的蛋白质和氨基酸，吸烟者应尽量从五谷杂粮中摄入，避免使体内的胆固醇升高。

切勿食用油炸食品等易上火的食物，因为吸烟者本身内火很大，所以需要避免高热量的食物，在鱼类中，应避免鲶鱼等高热量、高脂肪的鱼肉。同时，在戒烟期间，避免刺激性较强的香料，比如，辣椒、番茄酱、酸菜、大料等。

在戒烟期间，吸烟者可以多食用以下几种食物，能够帮助吸烟者更好地戒烟。

## 1. 杏仁

杏仁含有大量的维生素，在补充人体所需蛋白质的同时，也具有祛痰止咳，平喘，润肠等功效，是一种非常利于吸烟者健康的戒烟食品。

## 2. 海带

碱性食物能够有效降低吸烟者对尼古丁的依赖程度，由于香烟中的有害物质呈酸性，能够与碱性物质发生中和反应。海带作为一种碱性食物，是戒烟食物中的最佳之选。在戒烟期间每周进食两到三次，能够有效提高戒烟的成功率。

## 3. 银耳

银耳具有清热润肺、止咳养胃、补脑提神的功效。多吃银耳能够加快吸烟者身体的恢复速度，同时有效抑制戒烟综合征的出现，减少吸烟者的痛苦。

## 4. 豆腐干

豆腐干也是一种不错的戒烟食品。豆腐干具有镇静安神的功效。吸烟者在戒烟期间身体内的血清素含量会明显降低，容易出现烦躁、焦虑等情绪，多摄入豆腐干有助于人体合成血清素，帮助稳定情绪。

## 5. 葡萄

葡萄具有很高的营养价值，同时味道也不错。长期吸烟会使毒素在肺部积累，葡萄能够有效促进细胞的新陈代谢，从而帮助肺部进行排毒。

除了食物之外，饮品方面吸烟者也要提起重视，不可饮酒、咖啡等具有强烈刺激的饮品。

## 1. 牛奶

牛奶可以帮助吸烟者早日恢复身体机能，是戒烟的必备饮品，有"白色血液"之称，对吸烟者的意义重大。它能够有效保护气管，并降低香烟中有害物质对肠胃的损害，还能帮助吸烟者减少失眠的困扰。

## 2. 蜂蜜

蜂蜜是十分常见的滋补品，能够起到滋润肺部的作用。在日常生活中，多饮用蜂蜜饮品就能够起到滋养肺部的作用，可以有效避免香烟中有害物质对肺部健康的影响，并且蜂蜜也能够起到保护肠胃的作用，是一种便宜又容易获取的饮品。

## 3. 各种去火的茶品

以菊花、橘皮、冰糖、甘草、山楂、金银花、决明子等为原料制成的清热茶，可去除体内的热毒和湿气。金银花等药物具有帮助消化、祛痰解渴的功效，对咽喉肿痛也具有缓解作用。

桂花具有化痰、平肺、生津、抗癌、解毒、清热等功效，枇杷具有润肺、祛痰、健脾等功效。两者可以一起解决咳嗽、牙痛和口臭等问题，还能治疗喉咙干燥、瘙痒、疼痛等症状。

罗汉果具有润肺止咳之功效，生津口渴。加少量罗汉果浸泡在沸水中，具有清热润肺、化痰止咳之功效。罗汉果清热解热、化痰止咳、解渴等对咽炎、慢性气管炎均有较好的疗效。

对于戒烟而言，食物只是辅助品，选择合理的饮食虽然能够有效帮助吸烟者戒烟，但关键仍在于吸烟者对于烟瘾的处理。

# 戒烟后的抑郁，学会释放是关键

抑郁症的症状主要表现为情绪低落，兴趣减低，悲观，自责，思维迟缓，缺乏主动性，担心自己患有各种疾病。戒烟之所以会导致抑郁，是因为香烟中的尼古丁干扰了大脑中的奖励路径。

尼古丁在进入人体后，会与尼古丁受体结合，增加了神经递质的量，使大脑中奖励中心的神经元分泌的多巴胺增加，产生幸福感和放松感。然后，当尼古丁被正常代谢后，多巴胺的含量下降，就会出现戒断反应，必须依靠点燃下一支烟，使大脑保持一种愉悦的状态。这个过程被不断强化，烟瘾就此而来。

当吸烟者戒除香烟后，由于尼古丁的摄入量不足，多巴胺和一些具有刺激性的神经递质分泌量大大减少，情绪就会变得低落，严重的变成抑郁。

实际上，吸烟者戒除香烟之后大脑中所分泌的多巴胺只是恢复到了正常人的状态，不过吸烟者在长期的吸烟过程中，大脑已经适应了多巴胺含量高的情况，在突然戒断的情况下，大脑就需要一段时间来适应多巴胺减少带来的效应。

其实不只是香烟，很多药物在戒除的过程中都会发生抑郁的症状，因为大多数成瘾性药物都干扰了大脑中的奖励路径。在缺乏成瘾性物质所给予的"奖励"时，人们自然会出现情绪低落的情况。因此，吸烟者一旦开始戒烟，就必须要承受大脑奖励机制恢复常态过程中所带来的不适。

根据临床观察经验，吸烟者抑郁的症状在停止吸烟后的几个小时中就会出现，基本上在一个星期之内，抑郁的程度将达到一个峰值，在随后的几周内会逐步缓解。吸烟者抑郁状态持续的时间一般与烟龄，每日吸烟量，以及戒烟过程中的生理和心理状态有关。

对于大多数吸烟者来说，所有的戒断症状大概都需要4到6周的时间来恢复。因此，在戒烟后的一个月时间内存在抑郁状态，都属于正常现象。但如果抑郁状态持续更长时间，以至于严重到影响了日常的生活，那吸烟者就需要去医院寻求治疗。尤其是一些存在精神病史、抑郁症史、双相障碍的病人，更要重视戒烟过程中抑郁状态持续的时间。

总的来说，对于没有抑郁症病史的吸烟者，戒烟时引发的一般只是抑郁的症状，一段时间之后就能得到缓解，并不会导致抑郁症的出现，基本上也不需要药物治疗，需要的只是科学地应对。

既然抑郁的症状源自多巴胺的含量，那吸烟者在出现抑郁时，可以从刺激多巴胺分泌入手。

## 1. 将日常填满

在戒烟之初，为了更好地应对抑郁症状的出现，吸烟者可以提前将日程表填满，计划一些自己想做或需要做的事情，可以涉及工作、家人、朋友等。比如，可以完成一些力所能及的工作任务；和家人一起外出、旅游；和一群朋友聚餐、逛街购物等。这些活动都能够让一个人获得满足感，用以替代香烟刺激，另外，生活一旦变得充实，人们就没有时间去感受焦虑和抑郁了。

## 2. 运动

运动可以为戒烟提供动力，一个充满活力的机体，本身就有助于安定情绪，缓解压力。吸烟者可以每天预留出一定时间进行锻炼，清晨和晚上最佳，选择一些自己爱好的运动方式，有利于消除内心的排斥感，更容易全身心投入到运动中去。

## 3. 沟通交流

倾诉也是一种释放情绪的方式，当吸烟者感到抑郁，需要他人的支持时，可以从身边的朋友中选择一位作为倾诉对象，分享自己的开心或难过。但要注意的是，吸烟者所挑选的倾诉对象一定要是真正关心自己的朋友，而不是"烟友"。

## 4. 分散注意力

当一个人沉浸在喜欢或热爱的事情中时，抑郁自然会烟消云散。当吸烟者在做一些自己喜欢做的事情时，能够有效分散自己的注意力，并从当前的事物中获得相应的即时快感，比如，打游戏、听音乐、唱歌等。而这些活动一定要避免与以往的吸烟习惯产生联系，防止抑郁状态下，复吸的情况发生。

如果抑郁症状十分强烈，有缓解的必要时，吸烟者可以使用一定量的戒烟产品。相关研究表明，尼古丁替代和安非他酮缓释片能够有效缓解戒烟过程中的抑郁症状，并在心理咨询的加持下，戒烟的成功率可大大提高。

## 5. 给自己一个奖励

要知道，除了健康上的获益外，戒烟的另一个好处就是节省了一大笔钱。你可以使用其中的一部分奖励自己，去做些自己喜欢且有趣的事情。做自己喜欢的事，会让你投入其中，深切体验到幸福感和成就感，从而积累积极情绪。

## 6. 再接再厉

复吸很常见，大多数烟民在最终戒断之前都尝试过很多次。不要因此产生更多的挫败感，你只要记住戒烟虽然艰难且反复，但自己依然在尝试与坚持，这样已经很好了。然后，再好好想想导致复吸的情感和环境因素，利用它们并再次确认你戒烟的决心。一旦你决定要再试着戒一次，给自己在下个月设定一个"戒断日"。

吸烟能过缓解焦虑和抑郁是一种错觉，因为吸烟原本就已经打破了情绪的平衡，它不过是在蒙蔽大脑，起到假意补偿的作用。一旦抑郁情绪总是由吸烟来缓解，往往会在之后的戒烟的过程中，使抑郁情绪更加强烈。

吸烟者想要摆脱焦虑和抑郁，绝不能靠吸烟，因为戒烟和精神心理障碍会形成恶性循环，越抑郁越吸烟，越吸烟越抑郁，如此往复，生活苦不堪言。

# 永远不要质疑自己戒烟的决定

怀疑是信心的死敌，一旦在戒烟过程中对戒烟这件事产生诸多怀疑，就会使戒烟的决心出现动摇。一些人之所以认为戒烟难如登天，就是因为他们总是在质疑自己的戒烟决定。这种对自己的不信任，最终也会导致他们功亏一篑。

## 1. 我真的需要戒烟吗

吸烟有害健康是众所周知的事情，但是一些吸烟者吸烟几十年，身体也并未出现任何不适，而且，烟龄过长也使他们戒烟难上加难。对于他们来说，既然吸烟并未对身体造成肉眼可见的伤害，那戒烟的意义在哪里？另外，吸烟高寿的大有人在，不吸烟短命的人也不在少数。这些特例都成为吸烟者在戒烟时产生疑问的根源。

既然官方证明了香烟的危害，未雨绸缪毕竟是好事，即使当下吸烟并不会对身体造成十分严重的伤害，可一旦毒素累积，直到隐患爆发那一刻，吸烟者就将面临无法挽回的局面。

## 2. 年龄太大，戒烟还有意义吗

一些年过半百，或拥有几十年烟龄的吸烟者在戒烟时总会考虑这个问题，在香烟多年的侵蚀下，身体早已千疮百孔，戒烟似乎已经没有意义。但是，戒烟即使无法彻底清除身体内的各种毒素，停止摄入能够阻止毒素进一步积累，避免身体隐患继续恶化。癌症等重大疾病的出现，并不是一蹴而就的，基本上都是由日常生活中的潜移默化的习惯导致的。

### 3. 戒烟会不会影响生活质量

由于香烟特有的生理刺激机制，在一些吸烟者的生活中，香烟一直承担着享受和发泄工具的角色，高兴时吸烟，难过时吸烟，压力大时也会选择吸烟，似乎离开了香烟生活就失去了应有的色彩。

当吸烟者在戒烟时出现"戒烟会不会影响自己生活质量"的疑问时，很大程度上是担心一旦戒烟成功，就会失去一个快速获取愉悦感的渠道。这种对戒烟成功的恐惧就像长时间关押在监狱中犯人一样，在长期的囚禁中，他们的思想逐渐体制化，他们开始无法想象，甚至不敢想象出狱后的新生活，于是，他们会努力说服自己认可监狱中的生活。

对于吸烟者而言，他们对戒烟的质疑源自将戒烟看作是一种牺牲，自己被强行剥夺了某种权利，放弃了一种享受渠道，担忧失去香烟后无法正常面对生活，也无法应对外界的压力。比如，一旦戒烟成功，在和好朋友聚会时再也无法像对方一样吸烟；在心情低落时再也无法排解忧愁等。当联想到这些场景时，他们就会出现焦虑，甚至恐慌的情绪，开始犹豫是否真的要戒烟。

但实际上吸烟所带来的各种所谓的享受和好处，不过是在外界影响和自身认知失调下出现的错误而已。吸烟者一旦看破香烟的本质，就能够清楚地意识到香烟的危害，从而纠正大脑中关于吸烟的一切错误认知，就能彻底摆脱臆想中的牺牲感和被剥夺感，自然也就不存在所谓的痛苦了。

## 4. 戒烟后会不会"生病"

当吸烟变成了一种日常习惯，吸烟者在吸烟时基本意识不到自己在吸烟，一旦戒烟，绝大多数吸烟者就会将生活中的各种问题归咎于戒烟行为。比如，感冒、拉肚子、高血压、脾气暴躁、注意力不集中等。这种心理暗示会不断影响吸烟者对戒烟的认知，一旦认定生活中的诸多不顺完全由戒烟导致，失败就在所难免。

对于所有吸烟者而言，染上烟瘾并不是自己吸烟的初衷，可一旦掉入烟瘾的陷阱中，就必须要懂得挣脱出来。其实，当吸烟者熄灭最后一支烟，开始一个非吸烟者的生活时，就意味着戒烟已经成功了一半，他们需要做的就是逐渐适应新的生活，直至将不吸烟变成一件理所当然的事情。

在戒烟之初，吸烟者生理上的烟瘾并不会消失，伴随着戒断反应，不断出现吸烟的想法，这不仅只是生理的作用，更是一种心理反应。由于断绝生理上的烟瘾大概需要20多天，因此，很多吸烟者会认为自己需要在这些天中凭借意志力对抗诱惑。实际上，无论吸烟多长时间，吸烟者的身体都不需要尼古丁，真正需要尼古丁的只有大脑，当吸烟者出现想要吸烟的想法时，大可任其持续下去，在不断出现和消失中，感受内心的变化。

　　质疑自己的戒烟决定，是动摇戒烟决心的一大因素。一些人在开始戒烟后，随着各种疑问的出现，开始质疑自己戒烟的初衷是否正确，有时候甚至需要一些证据或数据来验证戒烟的正确性，在犹犹豫豫之间，开始放弃戒烟。

　　在整个过程中，吸烟者都不要质疑自己的决定，一旦下定决心戒烟，就要毫不犹豫地坚持下去。一旦开始质疑，就会让自己陷入矛盾之中，戒烟让自己感到痛苦，吸烟会让自己更加痛苦。戒烟的最终目的并不是让吸烟者不再吸烟，而是像一个非吸烟者一样，不想吸烟，不再出现吸烟的冲动，这才是吸烟者在戒烟过程中追求的状态。

# 第七章

# 扛得住复吸的诱惑，你就赢了

# 远离老烟枪，防止被再次拉下水

复吸的诱惑是戒烟过程中最大的一项考验，只有抵御住这种诱惑才能真正达到戒烟的目的。其中，远离吸烟人群，能够有效防止吸烟者复吸。

生活中，每一种爱好都有圈子，香烟亦是如此，同事、同学、朋友等都可能是圈子中的一员。烟友相聚，吸烟变成了一种享受，香烟也在这一刻成为彼此之间进行交流的媒介。于是，生活中就出现了一种现象，友人相聚经常有人给其他人散烟。当戒烟的人出现在这个圈子中，很可能会遭受白眼和嘲讽，从而碍于面子走上复吸的道路。为了防止复吸，戒烟者要摈弃下面的想法和行为。

## 1. 想应付了事

轻视复吸的危险是导致戒烟失败的一个重要因素，当吸烟者明确自己已经戒烟时，一些"损友"总会以一种玩笑的语气来"劝"烟，有时候吸烟者迫于无奈，只得顺手接过香烟，打算随便应付一下就好，结果烟瘾去而复返，几十天，甚至几百天的努力付诸东流。

## 2. 无法忍受冷嘲热讽

一些吸烟者会选择偷偷戒烟，一方面是因为戒烟的决心不够坚定，另一方面就是担心某些人的冷嘲热讽。以往和朋友在一起的时候，相互之间总是一根接一根地发烟，如果吸烟者表示自己已经戒烟，他们就会觉得很奇怪，说得最多的就"想吸就吸呗，和我们还装什么"，然后一直向吸烟者恶意地吞云吐雾。一旦吸烟者无法忍受，重新拿起香烟，就意味着戒烟失败。

### 3. 人情世故的顾虑

出于对人情世故方面的考虑，大多数吸烟者的戒烟决心即使不会动摇，也会因复吸破坏长久以来建立的信心。对于一个老烟枪，或者刚刚步入新环境的人来讲，散烟和被散烟的行为都是无法抗拒的，"敬烟"之所以难以被拒绝，关键就在于一个"敬"字，因为它代表的不仅是一支烟，同时还暗含了一种文化：面子。

如果散烟者递过来的烟，只有一个人没有接，也许会引起其他人的抵触，势必会伤害散烟者的情面。交往中的面子问题是生活中的一种常态，想要不拂他人的面子，就需要接过对方递出的烟，而接了，很大程度就是复吸了。

情面是人际交往中最容易导致出现复吸行为的因素，简单来说，这个行为的背后，是一种从众心理。当一个人发觉自己的行为和意见与群体不一致时，或者与群体中大多数人存在分歧时，会感受到一种压力，这就促使他趋向于与群体一致。在散烟过程中，"我与大家不一样"的状态往往会令人感到焦虑。而从深层次的角度来说，就是吸烟者将彼此之间的情感关系附加在与双方相关的任何一件物品上，对于烟友来说，香烟则是出现频率最高的物品。但无论哪种心理原因，都将使吸烟者在违背自己本意的情况下，不得不接受改变。

因此，吸烟者在戒烟过程中一定要做到远离吸烟人群，其原因有二：其一，就是避免触及人际交往中的情面。烟在很多时候都被看作是一种情感、心理沟通的媒介，只有接过对方的烟才算是真正的朋友，但实际上却并非如此。只不过两个人之间的情感关系需要双方共同维护，一旦对方坚持这种观点，吸烟者强硬的回绝在对方眼中就将是一种对关系的破坏。因为敢于挑战违背公众压力的人并不多，与其到时候给自己难堪的选择，不如主动退避三舍，既杜绝了复吸的风险，又能避免自己受到二手烟的侵害，还能维护彼此之间的关系。

其二，避免戒烟的决心动摇。无论如何，朋友的白眼、讽刺，对人情世故的顾虑都属于外部因素，是否重新吸烟的选择权依然掌握在自己手中。一旦戒烟的决心出现动摇，外界的一丝风吹草动，都将使耗费心血建立起的戒烟决心瞬间崩塌。此时，什么朋友、"敬烟"都将成为掩盖吸烟者内心欲望的幌子。因此，当吸烟者的戒烟决心尚不能坚如磐石，烟瘾尚不能完全把控之际，还是要尽量远离生活中的吸烟人群。

总之，在戒烟过程中远离吸烟人群是一件非常有必要的事情，即使在该环境下不吸烟，浓烈的二手烟也有可能勾起内心对香烟的欲望，导致复吸行为的出现。

# 不管戒烟多久，
# 都不要给复吸找任何借口

　　戒烟最大的难点在于吸烟者只要再次拿起香烟，就意味着戒烟行为的终止。每一个戒烟的人一开始总是信誓旦旦，在一段时间之后却又主动选择了放弃，其根源在于为复吸寻找的各种借口摧毁了戒烟的推动力和持久力。

　　当吸烟者的意志不够坚定，动机不够纯粹时，看似合理的借口将带领他们走上复吸之路，尤其是在戒断反应逐渐显现出来之后，再次吸烟似乎开始变得名正言顺。实际上，不过是吸烟者没有抵住吸烟的诱惑罢了。那么，这些"合理"的借口都有哪些呢？该怎么避免呢？

## 1. 人际交往需要

　　这是吸烟者为自己复吸最常用的一个借口，比如，"别人递给我的，不好意思不接""所有人都在抽烟，我不能特立独行"等。的确，人情与面子的问题是当代人际交往中的普遍现象，吸烟者出席或参加某种场合，必然会接触吸烟的人群，在这个过程中，一旦对方递给自己一支烟，碍于情面，吸烟者必须接受，复吸由此开始。

为了维持和稳定双方的关系，吸烟是有必要的，这个借口是否合理？自然是不合理的。吸烟者一旦开始戒烟，在参加此类场合之前，就可以预料到这种情况的发生，应对的方式有很多，但不能作为只是为了给吸烟找一个说服家人、说服自己的借口。

## 2. 难以入睡

失眠是戒烟过程中一个正常的生理反应，确实会对日常生活产生一定的影响。为了保证第二天的精神饱满，吸烟者就会出现复吸的行为，导致戒烟失败。但是，治疗失眠的方式有很多种，并非只有吸烟能够帮助戒烟者入眠，睡前散步、音乐诱导等方法都能够起到助眠的作用。焦虑、情绪低落等正常戒断反应也都存在更为稳妥的应对之法。

## 3. 他人吸烟的例子

以身边的某个人举例，证明吸烟并没有人们预想中的那么糟糕。强行将众多吸烟者的特例列举出来安慰自己，安慰旁人，而主动忽略大部分吸烟者的结局。这种借口不成立的原因在于：第一，官方每年都会发布因吸烟而死亡的具体人数，足以令人震惊；第二，人与人的体质不同，无论是排毒功能，代谢功能，还是自我修复功能，都存在很大的差异，但毫无疑问的是，吸烟一定是有害身体健康的。

## 4. 半截香烟危害小

香烟在燃烧时，一部分焦油会附着在烟丝上，所以，当香烟越吸越短时，剩余烟草中的焦油量会越来越多，对身体的伤害也就越大。一些吸烟者就会认为，如果只吸前半截香烟，就可以减少体内的焦油含量，从而降低吸烟的危害。这明显是一个误区，前半截香烟的危害小，是与后半截附着大量焦油的香烟对比，而并非只吸前半截香烟就能够降低吸烟的伤害。

与之相似的还有"低焦油香烟"、香烟过滤嘴等，其中香烟过滤嘴只是烟草制造商为了不失去市场而推出的产品。一些吸烟者认为使用过滤嘴就能够阻止有害物质吸入体内，但香烟过滤嘴只不过是起到了掩耳盗铃的作用，为吸烟者复吸提供了一个理由而已。

无论什么样的借口，一旦吸烟者试图用这些借口来说服自己，那戒烟行动必定会失败。一般来说，复吸最容易发生在两个阶段：第一，是戒断反应强烈期，由于难以忍受戒烟为身体带来的不适，而急于寻找理由来满足内心对尼古丁的渴望；第二，是戒烟的平稳期，吸烟者已经度过最艰难的戒断反应阶段，剩下的就需要慢慢清除体内的有毒物质。此时，吸烟者最容易掉以轻心，认为自己能戒第一次，就能戒第二次，完全忽视戒烟前期的付出和痛苦。一旦遭遇某种特殊的场合，复吸行为就会出现。这两种情况都是建立在吸烟者戒烟决心不坚定，意志力不坚定的前提下。

戒烟就像是以自己的身体为战场，和烟瘾进行一场旷日持久的战役，而为复吸寻找的各种理由就像是身穿盟军制服的侵略者，将从内部瓦解掉吸烟者的戒烟决心和意志，因此吸烟者无论戒烟多长时间，都应该保持着戒烟的初衷，不给复吸找任何借口，从根源上杜绝复吸行为的发生。

# 睡眠不足会让你失去对香烟的抵抗力

一些吸烟者在谈及吸烟的理由时总是会说"我要吸支烟提提神",似乎只有吸烟才能让他们精神亢奋,注意力集中。在该说法不断发酵的过程中,香烟也就成为通宵、熬夜的必备物品,因此,在戒烟期间,熬夜所导致的精神不振、疲惫等状态很可能会使吸烟者对香烟失去抵抗力。

李小军在家人的劝说下,成功戒掉了烟瘾,并发誓永远不会再碰香烟。由于客户催得紧,公司要求他所在的项目组必须在两天之内完成工作,全组同事加班到深夜,个个无精打采,临近晚上十二点时,李小军为了打起精神,喝了好几杯咖啡,但收效甚微。直到凌晨两点,他感到自己大脑浑浑噩噩,难以继续工作下去,就忍不住拿起同事桌上的香烟,吸了一支,提起了精神。虽然工作顺利完成了,但他却因为熬夜导致了戒烟失败。

熬夜、睡眠不足导致复吸的原因通常有两种。

第一种,是吸烟者以往存在熬夜期间使用香烟提神的经历。首先,根据生物医学研究证明,吸烟确实能够起到一定程度的提神作用。香烟中的尼古丁属于一种生物碱,其作用与咖啡因类似，小剂量的尼古丁能够产生镇定和放松的作用，而高浓度的尼古丁与咖啡因的功效相同，具有兴奋作用，能够提高人体的警觉性。由于尼古丁的刺激，人体内的多巴胺、血清素和肾上腺素的加量释放，会使血压上升、心率加快，促使吸烟者唤醒身体和精神。

同时，习惯存在于潜意识中，具有很大的力量，是人们思想和行为的真正领导者。它能够使大脑减少思考的时间，简化行动的步骤，让人们更有效率，这也就意味着人们会在习惯的影响下变得墨守成规，不愿变通。比如，一些人总是抱怨自己存在懒惰、拖延的问题，当一次又一次想要改变这些问题时，也会因习惯而失败，明知道这些不好的生活习惯会使自己的工作和生活受到不利影响，但依然会选择待在自己的舒适区。一些事情，即使是我们讨厌的，仅仅因为长时间的适应，我们习惯了就会变得难以割舍。吸烟就是如此，当人们习惯性在熬夜的情况下吸烟时，一旦戒烟，再次处于精神萎靡的状态下，就会渴望通过吸烟来缓解这一症状，在无形中放大了内心对香烟的渴望。

第二种原因则是，熬夜使人大脑机能降低，感到疲惫，在面临香烟诱惑时，容易失去抵抗力。人在疲劳的状态下，很容易失去对注意力的控制权，这意味着即使此时出现与平时程度相当，甚至远超平时的负面情绪，也很难通过调整注意力的方式来缓解该情绪，反而会放大情绪对行为的影响，增加内心的吸烟欲望。

由于疲劳、精神萎靡等症状一般是由长时间的工作，身体代谢积累导致的，身体为了调解这种疲惫状态会降低大脑或肢体的活动强度。然而，有时外界环境不能满足休息的条件，比如，缺乏合适的休息场所，或者仍存在高强度的工作需要完成，甚至周围环境的刺激难以休息等。人们的大脑的决策系统就无法在现有资源的调控下，有效协调内部信息和外界信息之间的差异，只能通过接纳更多的认知信息，尤其是关于注意力集中的信息资源来帮助调控。此时，"吸烟提神"的说法就会进入大脑决策系统，同时，由于过度疲劳，人们的控制能力降低，就可能导致复吸行为的发生。

因此，吸烟者在戒烟期间应避免在熬夜等疲惫、精神不振的状态下持续工作或娱乐，注意保证日常的休息，时刻保持头脑的清醒。如果在不可抗力因素的干扰下，吸烟者不得不拖着疲惫的身躯进行工作，可以选择使用其他提神的方式，比如，出门吹吹风，呼吸一下外界空气；做一些疏松筋骨的活动，如伸伸懒腰，在空地走动走动；也可以饮用红牛等提神的功能饮料等。

另外，即使在该情况下内心的吸烟欲望出现躁动，吸烟者也不可贪图一时的享受和放松选择复吸，熬夜本就是一件有损身体健康的行为，在身体机能下降时进行吸烟，就无法触发正常的保护机制，对身体造成更严重的伤害。

# 不去各种有可能吸烟的场合

对于戒烟，生理和心理的疗愈都必不可少，尤其是心理方面，一个人在戒烟的道路上能够走多远，关键就在于如何从心理上切断对吸烟的渴望，其中，避开吸烟环境非常关键。因为人是环境的产物，会在潜移默化中受到环境的影响。

在某种环境下，人们的潜意识会通过学习或模仿，使自己的思想和行为适应周围的环境，以求达到与环境的协调一致。如果一个人足够理智，就能够发挥主观能动性，利用环境中积极的因素，消除内心的负面思想，达到人与环境的结合，使心理在这种结合中得到健全地发展。反之，如果人们过于关注环境中的负面因素，很可能会放大心中的欲望，失去本性，使行为偏离理智或正常范畴。

在心理学上，环境、心理、行为三者的关系可以用"知、情、行"三点进行论证，"知"即认知，是指人们对外部事物的认识；"情"即情感，是指对外部事物的感情倾注；"行"即行为，是指对外部事物的行为，三者之间存在相互影响、相互促进、相互制约的关系。简单来说，一个人的行为其实是情感和认知的一种反应。而在戒烟的过程中，长期处于吸烟环境中的吸烟者更容易出现复吸行为，就是在情感上对香烟难以割舍，在认知上认可周围人吸烟的行为，就容易再次加入吸烟的队伍中去。

因此，戒烟在一定程度上也属于戒掉环境。吸烟者远离吸烟的场所，一方面能够防止自己因吸烟环境而诱发烟瘾，导致复吸行为的出现；另一方面也可以远离二手烟的危害。一旦远离了吸烟环境，戒烟基本上就只剩下自愈的阶段，这也是为什么一些想要戒烟的人会主动远离社交场所，就是为了杜绝环境让自己复吸的可能，彻底戒掉香烟。

那么，哪些环境是戒烟者应该远离的场所呢？

## 1. 麻将馆

棋牌室或麻将馆是人们经常去的休闲娱乐场所，对于一些具有多年吸烟史的人来说，在下棋和打牌的过程中基本上都存在吸烟的行为。虽然公共场所强调无烟环境，但一些经营者为了更多的客源而对其视而不见。吸烟者在戒烟过程中一旦进入这种吸烟人群密集、烟雾缭绕的环境，难免会勾起自身的烟瘾。而且，该环境下的二手烟对人身体的伤害也不容小觑。

## 2. 游戏厅或网吧

任何游戏都需要玩家的注意力高度集中，而烟草中的尼古丁能够对人大脑的神经产生刺激，使人们保持一种高度亢奋的状态。有吸烟习惯的人在长期玩游戏的过程中，难免会养成边打游戏边吸烟的习惯。而且，一般网吧有开放通宵的服务，客人会用一晚上的时间使整个网吧充满香烟的烟雾。在这种环境下，吸烟者目之所及，基本上都是香烟、烟具和大批吸烟的人。一旦吸烟者存在边打游戏边吸烟的习惯，也会因思维惯性而触发烟瘾。

### 3. 酒吧

所谓烟酒不分家，酒吧等以饮酒放松为主体的娱乐场所，并不会明文禁止客人吸烟，这就导致该环境下一定会存在吸烟的现象，即使吸烟者对吸烟保持高度的戒心，难免会在酒后控制不住自己的烟瘾。

因此，当吸烟者在戒烟的过程中出现外出散心的需求时，可以前往明令禁止吸烟的场所，比如，商场、海洋馆等地。如果一个人单独出门，一定要注意在烟瘾发作时，克制自己吸烟的欲望，避免复吸的情况出现。

尽量避免去接触能够改变你戒烟决心的环境，同样也可以制造利于你成功戒烟的环境。比如，将你的各种社交头像换成与戒烟有关的图片，手机屏保、桌面也是如此。还可以使用便利贴将戒烟的口号、宣言贴在你的床头、冰箱、电脑上等，让你的周围充满戒烟的氛围，才能够坚定自己的决心。这样可以预防环境来"改变你"。

环境能够影响甚至改变人的一生，但其中的关键依然在于人怎么把控本心，远离吸烟场所，远离"烟"雾缭绕的环境能够有效帮助吸烟者避免复吸的出现。

# 戒烟期间为何要远离酒

俗话说："烟酒不分家。"烟酒早就成为人们生活中不可缺少的消费品，也被称为拉近人与人之间情感的桥梁。两者之间的紧密关系，也导致了在戒烟的过程中，饮酒会极大提高吸烟者复吸的概率。

在一项实验中，实验者将吸烟者分成饮酒组和对照组，用以研究饮酒对吸烟的影响。其中饮酒组会摄入一定浓度的酒精饮品，而对照组则摄入一种口感相似却不含酒精的饮品。结果显示，饮酒组出现了更高的吸烟渴求感，并拥有相对更为积极的情绪体验。

这一结果侧面解释了一些人喜欢在饮酒的过程中吸烟，由于饮酒行为提高了个体的吸烟渴求水平，促使个体出现吸烟行为，同时产生的积极情绪体验又进一步强化了个体饮酒和吸烟行为之间的联系。

而在另一项研究中，实验者排除了一些干扰因素，比如，吸烟环境或社交需要等，探索单纯的酒精刺激是否能够提升吸烟者渴求感以及吸烟行为的产生。结果显示，单纯的饮酒环境或酒精刺激本身能够提升吸烟者对香烟的欲望，但仅仅只是增加了经常饮酒的吸烟者的奖赏性渴求感，并不会出现显著的提升效果。

　　这也就意味着饮酒更像是一种外物刺激，戒烟的关键仍在于吸烟者的戒烟决心和意志力，但在这个过程中，饮酒所起到的作用也不可小觑。对于吸烟者来讲，在戒烟期间还是要远离酒精。

## 1. 酒精和尼古丁协同作用

　　尼古丁能够干扰大脑的奖励机制，刺激愉悦感的产生，使人产生依赖感，而酒精的作用基本上与此相同。实验所得出的结论就是酒精和尼古丁协同作用的结果，当吸烟者戒烟时，大脑中的尼古丁受体无法与尼古丁相结合，就会降低多巴胺的分泌，而酒精作用于大脑则相当于另一个闭环，当吸烟者饮酒时，该奖励机制就会重新唤醒尼古丁作用于大脑的闭环，放大吸烟者对香烟的渴望。

## 2. 酒精的麻痹作用

　　酒精在进入人体之后，作用于中枢神经系统，使神经从兴奋转为高度的抑制，同时，吸烟者的自我关注、自我监控的能力也会随之下降，逐渐丧失理智和权衡利弊的能力。此时，如果周围出现一定的刺激，吸烟者的心理防线就会瞬间崩溃。比如，同桌好友的劝说、散烟行为；视线之内的香烟、打火机、烟灰缸等任何刺激都可能会使戒烟功亏一篑。这也是为什么一些吸烟者的复吸行为经常会出现在醉酒的情况下。

## 3. 吸烟和饮酒的行为习惯

　　在日常生活中，如果频繁地在饮酒的过程中吸烟，致使其成为一种行为习惯，吸烟者在戒烟的过程中一旦饮酒，或者看见酒，就会条件反射地出现吸烟的欲望，增加戒烟的难度。这也是为什么吸烟者在戒烟的过程中不仅要禁止饮酒，还要远离酒类饮品的原因。戒烟之所以容易复吸，不在于是否触碰烟草，而在于行为习惯纠正的困难。

一般来说，饮酒会导致复吸行为的出现，以上原因基本上总是以相互协同的方式出现，吸烟者大量饮酒之后，自控能力下降，加上他人相劝，基本上就会重新拿起香烟。

在英国的一项调查实验中发现，吸烟者在戒烟的过程中，对酒精的需求也有不同程度的下降。参与实验的戒烟人士大部分在戒烟的过程中很少出现主动饮酒的情况，即使饮酒也不会出现酩酊大醉的情况。虽然该研究的因果关系尚未得到有效的证明，但仅呈现的结果和现象，在一定程度上可以表明戒烟对酒精消耗而言，还是存在一定影响的。

这就表示，吸烟者在戒烟的过程中应避免参加一些不必要的酒局、会餐，尽量在避无可避的饮酒环境中，不饮酒或少饮酒，让自己处于一种清醒理智的状态，并在饮酒之前明确自己不吸烟的意向，杜绝他人的劝说动摇自己戒烟的决心。

# 积极暗示，告诉自己不想吸

在戒烟的过程中，吸烟者往往在无意间出现一种自我心理暗示。这种暗示可能是积极的，也可能是消极的。如果想要避免复吸行为的出现，吸烟者就需要及时洞察自己的内心活动，用一种正确的、积极的心理暗示来帮助自己戒烟。

一般来说，没有人能够逃脱心理暗示的潜在引导，关键在于它的方向是否对人们未来的发展有利。因此，心理暗示会为人们带来光明，也会将人们引领进黑暗。

而在戒烟的过程中，作为一名长期吸烟的重度烟瘾患者，一旦开始戒烟，就会出现一种矛盾的心理状态，他们既希望自己成功，又担忧自己失败，这种积极和消极的心理暗示在不断碰撞的过程中此消彼长。谁能够占据上风，往往决定着一个戒烟者的成功和失败。

戒烟者之所以出现复吸行为，往往是被一些消极的心理暗示所影响。比如，"我可能戒不了烟""我可能只是试一试""也许我只能够戒三天烟""以前我也尝试过戒烟，但后来又复吸了"等。这些心理暗示，必然会使戒烟的过程变得更为艰难。

有的人一辈子都没能戒烟成功，却在医生宣布他身患癌症后，迅速将烟草戒掉，在这个过程中，吸烟者的心理发生了一系列的变化。对癌症的恐惧会给人极为强烈的心理暗示，几乎可以在瞬间扭转人们的习惯和行为，意识也会随之发生相应的变化。而在戒烟的问题上，这种强烈的心理暗示，会削弱患者对香烟的依赖性，并对烟草表现出厌恶，甚至痛恨的情绪，足以摧毁多年形成的吸烟习惯。

因此，吸烟者在戒烟的过程中一定要摆正自己的心态，以一种积极的心理暗示让自己坚定戒烟的决心，杜绝复吸行为的出现。比如，"我完全可以戒烟""戒烟根本不算什么难事""我不相信戒烟这么难""我会轻而易举地戒烟""吸烟真的一点好处都没有"等。

任何一种心理暗示都是一种不断积累的过程，也就是说只有它达到一定量的时候，才会对人的心理产生真正实质性的影响，改变人们的意识和行为。因此，吸烟者不仅要懂得积极的心理暗示，更要不断积累这种积极的心理暗示，使其指引自己向正确的方向迈进。

对于所有吸烟者而言，戒烟有时候不仅仅只是抵抗烟瘾或心瘾，还可能是在摆脱自我怀疑的心理障碍。只有从心底认可自己，相信自己，才能有效避免复吸的出现，成功戒除香烟的诱惑。

# 远离无聊，寻找自己的心流状态

在长期吸烟的影响下，吸烟者会逐渐对周围的事物失去兴趣，吸烟就成为打发生活的一种调味剂。一些孤独的人在戒烟之后，因无法合理安排突然空闲出来的时间，就会让自己处于无聊的状态，而无聊恰恰是复吸的一大诱因。因此，在戒烟期间，吸烟者应该尽量让自己忙碌起来，努力寻找自己的心流状态，不要陷入无所事事的情景当中。

心流状态能够杜绝无聊的出现，是一种让人们全身心投入到一件事情中，忽略时间的流逝的感觉，也是一种专注的表现。

心流的概念最早由心理学家米哈里·契克森米哈赖在其著作《心流：最优体验心理学》一书中提出。他通过对数百位艺术家、企业家、运动员、医生等行业优秀人才进行采访，了解到一种关于幸福的心理状态，在向一些平民进行进一步了解后，并结合自身的认知，将这种幸福感知称之为"最优心理体验"，这也是心流概念的雏形。

米哈里认为"心流是一种几乎自动的、不须花费力气但又高度集中的感觉状态"，但这种状态在现实生活中难以得到，而真正能够体现在生活中的心流状态就是一种接近于注意力高度集中的精神状态。

在戒烟的过程中，如果吸烟者能够有效进入心流状态，就能够有效避免空闲时间无聊勾起内心吸烟的欲望。而进入心流状态的第一要素就是反馈，无论做什么事情能够及时获得反馈，或者自己主动寻找反馈，都能够使自己保持一种良好的心流状态。比如，完成某件事情后的满足，他人的肯定和赞赏等。同时，在开始某项工作之前，反复确认自己的心态有助于进入心流状态，比如，对某个目标的追求，想象工作的过程与结果是一个十分有效的方式。

在现实生活中，能够有效获得反馈，沉浸在当下环境中的活动大概分为以下三类。

## 1. 与人"沟通"

沟通是获得及时反馈的最佳方法。在人与人的交往中，吸烟者可以通过与朋友交谈，来享受朋友带给自己的愉悦感。双方之间的话题可以围绕时事新闻、行业发展、逸闻轶事、兴趣爱好等话题展开，选择彼此都感兴趣的方向。同时，沟通对象的选择也要慎重，最好选择不吸烟，甚至讨厌烟味的朋友，避免在交流过程中，使自己处于吸烟环境，诱发烟瘾。

## 2. 自我"沟通"

一般来说，烟瘾过于严重的吸烟者，他们的世界是相对狭隘的，而提升思维能力，进行深度思考，有助于吸烟者在外界条件缺乏的情况进入心流状态，更好地处理无聊的时光。

一些年轻人因看小说，打游戏上瘾，导致学习成绩下降，人际关系不理想。在无法解决此类问题的情况下，他们更愿意沉迷其中，龟缩在自己的角落逃避现实。而大多数吸烟者在面对无聊的时光时也是如此。因此，当吸烟者在无聊时，可以沉浸在自己的内心世界，思考或联想一些问题，让自己在这种状态下度过无聊的时间段。

### 3. 与物"沟通"

无聊之所以会诱发烟瘾在一定程度上是由长期吸烟的习惯所导致，吸烟占据了大部分的空闲时间。而培养一个新的兴趣爱好，能够在填满自己生活的同时，帮助自己更好地进入心流状态。比如，练字，吸烟者可以选择一个自己比较喜欢的书法大家，然后选择一本字帖进行练习。在坚持一段时间后，就能够明显感到自己以往的浮躁心态平静了下来。烹饪，做菜可以提升人们的幸福感和满足感。吸烟者可以从一些简单的菜式开始，提升自己的烹饪水平，再让家人对自己做的菜进行品评。

总的来说，只有活在当下，才能更好地进入心流状态，一味地担忧过去和计划将来，会分散自己的注意力。一旦吸烟者无法感知该行为为自己带来的满足感，就会重回无聊状态，并将注意力集中到烟瘾上。而在环境的选择上，吸烟者一定要最大限度地减少干扰，让自己能够更加专注于现在，保持自己最好的状态。比如，手机、网络等一切能够分散注意力的事物。

当吸烟者彻底告别了无聊的生活片段，就等于为自己消除了一个复吸的理由，帮助自己有效度过戒烟过程中出现的空虚、寂寞的时光。

# 记住，复吸并不意味着戒烟失败

大多数吸烟者会将复吸作为戒烟的终点，短则十几天，长则几个月，一旦出现复吸行为，就会产生一种强烈的挫败感，进而感到自责、愧疚，放弃当下的戒烟意图。但有时候，复吸往往并不意味着戒烟失败。

完全戒烟成功，在医学方面被认定为戒烟三个月，一支烟也不吸，或者戒烟六个月，一支烟也不吸。而在完全戒烟成功之后，因他人的影响又开始吸烟，在本质上属于一种正常的现象，吸烟者不必为此感到沮丧。

烟瘾又被称为烟草依赖症，是一种慢性成瘾的疾病，必然存在复发的倾向，就像哮喘和高血压等慢性疾病，需要反复用药物控制一样，因此不能因为一次的复吸而认定戒烟失败。而烟瘾作为作用在生理机制上的一种"病"，更重要的一点是它会使大脑拥有记忆点，对于吸烟时愉悦感的记忆，进而形成永久式记忆。这种记忆一方面是物质方面的刺激，比如，尼古丁等有害物质对大脑的刺激，迫使大脑做出一些改变；另一方面则是环境的因素，大脑的记忆有时候会和环境相连接，一旦周围的环境再一次刺激吸烟者，大脑中的记忆就会很快跳出来。

因此，吸烟者如果在戒烟过程中出现复吸的情况，千万不要失去信心，如果能够继续保持科学合理的戒烟方法积极面对，那么距离戒烟成功也就不远了。确实，复吸会引起吸烟者情感上的反应或波动，当吸烟者坚持很长一段时间后，就会收获喜悦、高亢等情感，可一旦遭遇挫折就容易变得灰心、悲观和沉沦。对于一些人的情感而言，复吸就意味着彻底背离戒烟的初衷，导致戒烟失败，无法原谅自己。

其实，这并不完全正确，即使吸烟者复吸，也并不意味着以往为戒烟做出的努力都将付诸东流。相反，在复吸之后，吸烟者能够给予自己更多戒烟的决心和信心。

## 1. 总结经验

当吸烟者出现复吸行为时，一定要放平心态，认真分析自己产生复吸的原因。每个人关于复吸的经验都不同，也许是由于情绪原因而复吸，也许是在朋友的诱惑下复吸。找到导致自己复吸的根本原因，总结经验，在接下来的戒烟过程中警惕这些复吸因素的干扰。

每个人在戒烟过程中复吸的原因，一般都与戒烟之前的吸烟习惯有关，与复吸的时间、地点、人物和情绪等因素有关。吸烟者需要正确认识这些因素，分析自身以往存在的吸烟习惯，比如什么时间、什么地点、什么情况下会出现吸烟欲望，从而尽量避免这种日常生活中可能出现的情况。

## 2. 再次出发

当吸烟者找到导致自己复吸的原因之后，需要调整自己的心情，再次踏上戒烟之路。为此，吸烟者需要做好充分的心理准备，在面对戒烟过程中出现的一系列的阻碍和困难，应积极地寻找正确的解决方法，让自己变得自信、从容。

通过上一次的复吸教训，吸烟者需要提高警惕，拒绝一切香烟诱惑，防止复吸行为的再次出现。而设定一个具有极高针对性且系统而全面的戒烟计划，能够提高戒烟的成功概率。一旦吸烟者再次出现想要吸烟的强烈欲望，可以通过转移注意力的方式来约束自己的行为。比如，做一些自己喜欢的运动，跑步、游泳；和一些不吸烟的朋友下棋、聊天；深呼吸平复内心的躁动。总之，分散注意力，让自己的内心淡化吸烟的欲望，从而有效地对抗烟瘾。

## 3. 不存侥幸

一旦下定决心戒烟，就不可心存侥幸，千万不要出现"只吸一支烟"的想法和念头，主观意识的松懈和放纵往往会促进内心欲望的滋生和壮大，如果这种念头得不到控制，就会导致戒烟失败。这种侥幸心理所出现的复吸行为，会严重挫败吸烟者的决心和信念，因此戒烟需要的是，从念头上掐断对香烟的渴望。

多次尝试戒烟是很正常的事情，吸烟者在真正彻底戒烟之前，平均会经历四次的戒烟尝试。复吸并不可怕，可怕的是再没有勇气去面对戒烟这件事，只有重整旗鼓，坚持不懈，一次又一次的努力戒烟最终将获得回报。

# 第八章

# 戒烟是一辈子的事，
## 不吸烟习惯养成法

# 戒烟不是失去，而是得到

每一个吸烟的人都知道吸烟的危害，却难以割舍对香烟的那份依赖，对他们而言，戒烟往往是一种煎熬，不断地在悔悟和放弃中挣扎，会将戒烟的困难提升到一个难以完成的高度。

导致这一结果的根源，在于吸烟者对戒烟的认知存在偏差，因此，在戒烟过程中，吸烟者一定要发自内心地认可戒烟这件事，并时刻谨记戒烟并不会令自己失去什么，反而会获得一些好处。

大多数吸烟者难以戒除，甚至不认可戒烟，只是"规避损失"的心理在作祟。规避损失心理是指大多数人对于损失的敏感程度要远远高于收益，比如，一个人面试了一个薪资更高的岗位，与原公司的人事经理洽谈离职事务时，对方一定会以这种方式进行挽留："虽然新公司的薪资水平高，但公司业务却不稳定，如果到时候业务开展不顺利，你就会陷入被动，同样，进入一个新环境，你如果无法适应公司的文化，就真的没有退路可走了。"

此类劝说方式，就是将员工的思维引向"损失"，从而动摇该员工的理智决心。"规避损失心理"在生活各方面的利用，都证明了与其强调"得到"，不如强调"失去"更加有效，对戒烟的心理诱导也是如此。

假设我们需要劝说一个吸烟者改掉吸烟的习惯，有两种表达方式：其一，开始戒烟吧，不然以后生了病，谁来照顾你的女儿；其二，开始戒烟吧，对身体好，能够让你多活几年。在采访调查中发现，第一种说服方式起到的效果更为明显。两种劝说方式分别代表了不同的话术核心，第一种主要针对"失去"，让吸烟者思考继续吸烟，自己会失去什么；第二种主要针对"得到"，也就是说戒烟能为你带来什么。之所以第一种劝说更为有效，就是因为"规避损失"心理的作用。

可一旦吸烟者无法真正理解戒烟行为，这一心理反而会成为戒烟的阻碍。心瘾难戒，是吸烟者的共识，对于大多数吸烟者而言，吸烟是一件极其享受的事，饭后一支烟会获得舒适感，无聊时吸一支烟会获得充实感，在毫无头绪的时候吸一支烟会获得灵感等。而戒烟就意味着失去吸烟所带来的即时快感，主动放弃这些美好的事情。

因此，在戒烟的过程中，吸烟者一定要注意，不要将关注的重点集中在放弃了吸烟的快感，失去了吸烟享受的权利，自己是为了家庭，为了孩子放弃了自己吸烟的权利，而自己本身并不想戒烟，不过是在外界高压之下，自己不得不依靠意志力提醒自己去戒烟。否则的话，在戒烟时复吸的概率会大大提高。

吸烟者需要换一个角度去分析戒烟这件事，不去想自己失去了什么，放弃了什么，而应该重点考虑自己得到了什么。

## 1. 拥有清新的口气

长期吸烟会使人有口臭，因此很多人都不愿意与吸烟者近距离沟通。当吸烟者戒烟后，口腔和呼吸道中大部分有害物质被排出体外，口臭就会慢慢消失，吸烟者的口气就会变得清新。

## 2. 改善精神面貌

香烟中的有害物质会侵害人体的内部环境，导致皮肤多油、黯淡、长痘，整个人会显得比较油腻，精神面貌显得颓废。戒烟之后，吸烟者体内的烟毒逐渐被清除，身体内部环境焕然一新，皮肤就会重新焕发光彩，颜值也会随之提升。

## 3. 恢复心肺能力

吸烟对心脏和肺部的伤害尤为严重，吸烟者在长期吸烟过程中经常出现心跳过速、胸闷气短、咳嗽等症状。在戒烟之后，肺部的烟毒逐渐被清理，吸烟者的咳嗽和咳痰症状就会减轻，呼吸也开始变得顺畅，最重要的是肺部出现问题的概率也大大降低。

每个人都会厌恶失去，而喜欢得到，可一味将目光集中在自己所失去的事物上，往往就会忽略真正有价值的事物，最终本末倒置。戒烟更是如此，只有忽略一时的损失，纠正自己对戒烟这件事的认知，关注戒烟带来的好处才能使戒烟有效地执行下去。

# 有心理压力时，换一种方式来应对

　　吸烟者对吸烟最大的一个误区认知就是，吸烟能够起到镇定、提神的作用，从而缓解压力，使人放松。但这一切都只是尼古丁制造的假象，会加重吸烟者对烟草的依赖。

　　压力是人的一种主观感受，一般产生于遇到难以处理或对自己存在威胁的情况和事件时，它并不是指这些事物本身，而是人们对该情况的感受和反应。压力一般分为急性和慢性两种，急性是指人面对瞬间威胁时的心理反应，比如，一辆汽车冲了过来，人体内的肾上腺素就会飙升，腾出更多的资源用以对抗压力；而慢性是指人面对长期危机时的心理反应，比如，长期处于社会底层，郁郁不得志。

　　那么吸烟是如何给人放松的感觉的？这就涉及吸烟的本质，一种先抑后扬的机制。简单来说，尼古丁制造了大脑的空虚感，在长时间未吸烟的状态下，烟瘾所触发的焦虑和压力就会开始折磨吸烟者。直到吸烟者吸食了一支香烟，大脑内的尼古丁得到了补充，缓解了尼古丁快速代谢所带来的空虚，给人造成一种放松的虚假幻觉。即吸烟缓解的压力只是烟瘾发作所产生的压力，而非其他事物带来的压力。事实上，在事情尚未得到妥善解决之前，其带来的压力是不会凭空消失的。

吸烟者可以通过一些其他的方式缓解压力。

## 1. 消除压力源

缓解压力最直接，最根本的方法就是找到压力源，并尽快消除它带来的压迫。如果吸烟者的压力是由于工作任务繁重造成的，可制定一个有效计划，合理安排工作时间，按照优先级顺序依次解决，而对于一些短时间内无法解决，或者力所不及的事情，可等时间充裕后再行处理，不可一味寻求解决之法，徒增压力。

## 2. 合理地宣泄

当压力过大，或者吸烟者无法自我排解时，不妨尝试将心中的压力和苦闷释放出来，可以通过唱歌、倾诉、哭泣等方式，将内心的负面情绪宣泄一空，压力自然就能够得到有效的缓解。每一种宣泄方式都能够将吸烟者的注意力从巨大的压力中转移出来，以一种理性的眼光重新看待所面临的困境。

## 3. 深呼吸

当吸烟者心力交瘁之际，让自己的心境恢复平稳的方法是深呼吸。深呼吸可以通过提升血液中的氧气，让身体的各项机能更加活跃，从而使自身的精力更加旺盛，增强抗压能力。

吸烟者还可以在深呼吸的过程中配合冥想，通过想象"在蓝天白云之下，我坐在平坦绿茵的草地上""我舒适地泡在浴缸里，听着优美的轻音乐"，在短时间内放松休息，让自己的精神得到小憩。冥想是戒除任何形式和程度压力的最好方法，它能够降低心跳频率和血压，减缓压力，恢复身心平稳。

## 4. 饮食解压

吸烟者可以多吃一些振奋精神、消除疲劳的食物，在一定程度上也可以消除不良情绪，缓解压力。建议将一些能够缓慢释放能量的碳水化合物加入每天的食物清单中，比如粗粮、蚕豆、坚果和植物种子等。其中，坚果和植物种子富含蛋白质，是很好的抗压食物。

## 5. 慢运动缓解压力

除了剧烈运动消耗体力之外，吸烟者也可以选择做一些慢运动，通过平稳心境达到放松。推荐吸烟者可以选择一些室外的慢运动，比如，散步、瑜伽、太极拳等运动来缓解压力。不建议在室内进行慢运动，由于自然光照的时间不够，会让吸烟者的身体逐渐失去节奏，承受压力的能力也越来越差。

## 6. 按摩解压

简单的自我按摩，如用双手拇指轻轻按压太阳穴，做眼保健操，用拇指和食指轻捏后颈等。如果身边的家人和朋友了解按摩知识，也可以请对方帮助按摩。

相较于吸烟，选择适合自己的有效缓压方法，不仅能够有效缓解来自社会和生活的压力，还能有效避免吸烟对身体造成的伤害，使身心更加健康。

# 朋友来了泡壶茶，代替吞云吐雾

接待客户、长辈、朋友，烟是必不可少的。无论对方吸烟与否，你双手递上烟，代表的是一种敬意。无论是天南海北的闲聊，还是正襟危坐谈正事，香烟俨然已经成了交际必不可少的角色。

其实，招待客人，彰显迎客诚意的方式有很多种，比如，喝茶。中国的茶道久远，最早可以追溯到唐朝，而用茶招呼客人的传统则更为久远。

以茶待客除了不失礼节之外，对吸烟者的身体也具有诸多的好处，甚至也能为戒烟提供一些帮助。

## 1. 茶叶抑制烟瘾

一些吸烟者在总结自己戒烟失败的经验时，烟瘾难以忍受的问题占比最大。这是由于长期吸烟导致体内烟毒堆积，不断刺激中枢神经，放大了对香烟的欲望。而茶叶中含有少量的咖啡因，能够有效抑制中枢神经的冲动，让人保持清醒，同时也能够转移吸烟者的注意力。

同时，茶叶可以和香烟中的碱性物质发生反应，合成一种沉淀物，并附着一些其他毒素，跟随日常排泄被排出体外，达到分解烟毒的效果，降低长期吸烟对人体的伤害。

## 2. 喝茶减少香烟诱癌的可能性

香烟的烟雾中含有大量的致癌物质，会通过血液扩散到全身。长期吸烟不仅会提高肺癌的患病率，还会提高食道癌、胰腺癌的患病概率，而经常喝茶能够起到防癌抗癌的作用。

茶叶中的茶多酚能够有效抑制致癌物自由基的释放，控制体内癌细胞的增殖。而香烟恰恰是自由基的发生剂，据相关数据显示，一个人每吸一支烟就能够产生数以亿万计的自由基，破坏原有的动态平衡，增加致癌率。

中国预防医学科学院的研究人员通过调查发现，茶叶确实具有阻断人体合成致癌物质的能力，茶多酚在进入人体后，能够分解致癌物质，降低致癌活性，从而抑制致癌细胞的生长。

## 3. 减少因吸烟引起的辐射

美国马萨诸塞大学医疗中心的约瑟芬博士通过数据研究发现，一天吸烟超过 30 支的人，其肺部在一年内受到香烟中放射物质的辐射量等同于皮肤在胸腔 X 光机下透视了大约 300 次。而茶叶中的儿茶素类和脂多糖类物质能够阻止放射性物质进入骨髓，并将其排出体外，对造血功能具有显著的保护作用。

## 4. 预防因吸烟促发的眼部疾病

美国哈佛大学医学院的研究人员发现，每天吸烟超过 20 支的人，与非吸烟者相比，患白内障等眼部疾病的概率是他们的两倍，且其患病概率会随着吸烟量的增加而增长。白内障的发病率与人体内胡萝卜素的含量有着十分密切的关系，白内障患者的血液中胡萝卜素的浓度往往很低。而茶叶中富含胡萝卜素，其含量要远远高于一般的蔬菜和水果，胡萝卜素不仅能够有效预防白内障，还具有抗尼古丁、解烟毒的作用。

## 5. 喝茶补充维生素 C

香烟中的有害物质能够消耗人体血清中的维生素 C，使维生素 C 含量大幅度降低，加剧了有害物质对各种细胞的损伤。而茶叶中的维生素 C 含量比较丰富，尤其是绿茶，在正常情况下，茶叶中的维生素 C 的浸出率可高达 80%，而且在 90 摄氏度的茶水中也很少被破坏。

除此之外，喝茶还具备养生保健、清油解腻、消化利尿的功能，同时喝茶也能够为人体补充水分，增强人体代谢。但是，吸烟者切不可因茶叶的功效而将其视为救命稻草，进而毫无节制地吸烟，毕竟切断危害来源才是保持健康最根本的方法。

总之，茶作为一种日常饮品，不仅能够作为迎客之用，还能有效缓解吸烟带来的伤害，对于吸烟者有着数不尽的好处。

当然，茶并不是喝得越多越好，根据个人的身体状况，喝茶还有一些禁忌：

（1）茶里的咖啡因会促进胃酸分泌，有胃溃疡的吸烟者适合喝一点儿淡茶或不喝。

（2）茶里的咖啡因有兴奋作用，当睡眠不好时要少喝茶，特别是浓茶。

# 练习正念冥想，让内心平和充盈

正念是指将注意力刻意地、不加评判地放在当前所产生的知觉上，简单来说，就是控制自己的念头。而正念冥想对戒除烟瘾有着很大的帮助。

一般来说，人的念头总是在过去、现在和将来三个点之间来回跳动。当吸烟者突然想吸烟时，就是念头远离了当下的情景，比如，吸烟者见到一个人正在吸烟，就点燃大脑中想要吸烟的念头，或者自己遇到烦心的事情，习惯性想要通过吸烟进行缓解。

如果吸烟者意识到自己的念头或思绪跑远了，并能够将它拉回到当下的时间节点，就能够瞬间将吸烟的念头打消。而这种对念头的控制，就需要吸烟者练习正念冥想。

## 1. 练习的空间

正念冥想最理想的练习空间应该是一个整洁且安静的房间，开着灯，自然地坐在灯光之下。如果吸烟者喜欢开放的环境，也可以选择室外，但前提是一个不会让自己分心的地方。

## 2. 练习的时长

在开始练习正念冥想时，吸烟者可以根据自己的需求设定练习的时长，避免因何时结束冥想的问题为自己带来困扰。初次进行练习时，吸烟者可以选择一个较短的时间，比如，五分钟或十分钟，并随着不断地练习逐渐增加时长。如果时长超过一小时，吸烟者可以使用计时器等设备帮助计时。

### 3. 练习的时间

练习的时间并不固定，需要根据自己的生活情况而定。一般来说，大部分人会选择在早上或晚上进行冥想练习，或者在两者之间选择一个合适的时间。如果吸烟者的工作和生活过于繁忙，也可以在自己拥有一些个人时间和空间的时候练习。

### 4. 练习的姿势

冥想的姿势一定是吸烟者感觉舒适的姿势。吸烟者可以坐在椅子上，将两脚平放在地板上，或者放松地盘腿或跪坐。只要保证身体稳定、挺拔即可。如果身体的某些部位导致自己无法保持挺拔，就可以随意选择一个能够帮助自己坐直的姿势。

当吸烟者确定了自己的姿势后，需要将注意力放在自己的呼吸上，感受自己的吸气和呼气。练习时，注意力可能会出现游离，当吸烟者意识到这一点时，只需要将注意力重新放回呼吸上就好。不必过于评判自己或者沉迷于念头的内容。注意力离开，引导其原路返回即可。

关于正念练习的内容，除了呼吸之外，吸烟者还可以选择聆听自己的身体、观察自己的念头、观察自己的情绪等方法。

### 1. 聆听身体

在这项练习中，吸烟者需要感受身体的每一个部位，可以站着、坐着，甚至躺着，姿势上并没有严格的要求。

想象自己的直觉是一束光，从头顶开始，慢慢向下移动，从头顶到眉毛、眼睛、嘴巴、脖子、胸腔、腹部、背部、双臂、臀部、小腿、脚趾等。感受身体每一个部位，体会冷、热、痒、麻、痛、干、湿等感觉，如此往复。

## 2. 观察念头

人在一天中会产生六万个念头。吸烟者在练习时可以观察这些念头的出现、变化和消失。当一个念头出现时，吸烟者需要有意识地将注意力引导向它，并对它进行命名，名字可以根据念头的内容决定，比如，"早晨在河边天微微亮时一个人跑步"，或者按照念头的类型进行命名，如"计划""幻想"等。

通过练习，吸烟者就会意识到，念头一旦被命名，就会出现松动，并逐渐消失，一个念头从出现到消失大概只有十秒的时间。重点观察念头产生和消失的过程，然后将注意力重新带回呼吸或感受身体上。

## 3. 观察情绪

在正念冥想之前，做一次深呼吸，让身体处于一种放松的状态。吸烟者可以带着好奇心和耐心去观察自己的情绪变化。有时候可能是一种情绪，有时候可能会有很多情绪一起涌出，如喜悦、满足等，或者基本上没有情绪，如无聊、麻木等。吸烟者可以为每一个能够觉察到的情绪进行命名，并驾驭这些情绪。需要注意的是，当自己觉察到一些强烈的负面情绪时，不要对其做出任何评判，接纳它的存在就好。

当情绪出现时，通常会带来相应的身体反应，如脸发烫、心跳加快，恐惧时肌肉会紧缩等，吸烟者也需要在观察情绪的同时，感受情绪带来的身体变化。

一旦学会正念冥想，吸烟者就可以随时随地利用正念帮助自己更好地戒烟。只要大脑中出现了吸烟的念头，就能够将自己的思绪拉回来。如果吸烟者足够强大，当自己想要吸烟时，还可以将注意力放在想要吸烟的念头上，去观察这一念头，看着它自然地消散。相较于正面对抗戒烟，正念冥想通过掐断吸烟念头的方式，更容易使吸烟者的内心回归平静。

从调查研究来看，一个人戒烟之后，会提高自己的抗压能力。也就是说，彻底戒烟后，抗压能力增加，会更积极地应对日常生活和工作中遇到的压力与困难。戒烟之后，生活质量会发生一些令人惊喜的变化，从而更加坚定你戒烟的决心，增加吸烟者戒烟的动力，生活体验也会更加幸福。

# 坚持有氧运动，
# 让身体多巴胺满满的

经常参加有氧运动能够为人们带来诸多的好处，不仅可以瘦身，提高人体的免疫力，还能改善人们不健康的生活方式。而在所有的戒烟方法中，参加有氧运动都是辅助戒烟的一大助力。

当吸烟者在心情不佳时，大多数会选择一支接一支地吸烟，用以缓解紧张或无聊的情绪，而在戒烟的过程中，吸烟者也经常出现焦虑、忧郁情绪难以排解的情况，其根源就在于大脑中多巴胺的分泌。香烟刺激脑部神经，促进多巴胺的分泌，使人产生愉悦感。一旦吸烟者选择戒烟，大脑失去了尼古丁的刺激，多巴胺分泌减少，就会使吸烟者缺少了固有的平静方式，无法排解郁闷的情绪，经常出现郁郁寡欢的情况。如果无法加以克制，就会导致复吸情况的发生。

而有氧运动很早就被证实，具有帮助人们改善情绪的作用。纽约的布法罗大学分校的烟瘾研究所研究表明，有氧运动能够有效预防和干扰大脑的上瘾程度。这一研究成果也为有氧运动促进戒烟提供了证据。

通过适当的有氧运动，能够增强人们的心率和呼吸，促进氧气在血管中的循环。在肢体的协同作用下，能够有效刺激大脑分泌多巴胺，并改变大脑中多巴胺的信号通路。多巴胺可以说是诱发烟瘾的关键因素，而改变多巴胺信号通路，就意味着可以有效调节酒精、尼古丁、兴奋剂等物质对人体的影响。除此之外，坚持长期有规律的有氧运动，也能够增强大脑抵抗抑郁和压力的能力。

有氧运动确实能够为戒烟者带来一些意想不到的惊喜，一项长期跟踪数据表明，在一千多例长跑锻炼者中，其中超过 80% 的人在健身的过程中，对尼古丁的欲望和依赖出现了明显的降低，对彻底戒除烟瘾起到了很大的帮助。而剩余的人虽然依旧对吸烟存在欲望，但主动吸烟的次数寥寥无几，基本上只是由于行为习惯的作用而已。

人们在参加有氧运动时，脑垂体会分泌一种名为"内啡肽"的物质，作用于人体的中枢神经，使人们感到精力旺盛，进而抑制烟瘾的出现。随着长期的运动，人体的心肺功能和骨骼肌功能也得到了大幅度的提高，当血液中的氧气充分时，就会加快一氧化碳与血红蛋白结合物的分解，减弱烟瘾发作的频率。

在戒烟过程中，戒断反应的出现一直是所有吸烟者头疼的点，因为突然切断烟草的摄入，会导致失眠焦虑、暴躁易怒等情况出现。而有氧运动促进了多巴胺的分泌，恰好能够有效缓解戒断反应，全面调节负面情绪。

一般来说，吸烟者在坚持跑步等运动超过 15 分钟后，身体中的内啡肽开始分泌，有效抑制烟瘾，当吸烟者完全戒除香烟之后，体内的大部分尼古丁也会在十几天中全部排出体外。在整个过程中，有氧运动无疑是承担了一个保驾护航的角色。

有氧运动的方式多种多样，吸烟者在戒烟过程中可以参照自己的运动喜好进行选择，比如，瑜伽、散步、爬山、游泳、打球等，其中以慢跑最佳。在运动初期，吸烟者的运动强度不可太高，避免产生排斥情绪，可以先设定为轻度运动，运动时长大约为 20 分钟，然后逐渐增加运动量，直到运动时长达到 1 个小时至 2 个小时。

每天有氧运动的最佳时间段分别为：早晨七点至八点；下午两点到四点；下午五点到七点。其中早晨七点能够有效分解体内的脂肪，是减肥瘦身的最佳阶段，但一定要注意不可剧烈运动，避免出现低血糖的情况。

下午两点，人体机能恢复到良好的状态，肌肉的承受能力也比其他时间高出大约 50%，能够有效避免运动中对身体的损伤。

下午五点，人体的体能达到了极限，人体代谢也正处于高峰期，运动能力也要远远高于之前两个阶段。不过要注意，最好在运动结束后休息 1 个小时再进行用餐，避免刺激消化系统。

三者时间段相比，戒烟者更适合下午五点进行运动，不仅能够有效抑制烟瘾，趋于顶峰的代谢也有助于清除身体内的有害物质。但一切的时间选择都需要根据吸烟者的正常的工作和生活进行合理安排。

此外，在开始有氧运动之前，如果吸烟者仍存在疑问，可以寻求专业的戒烟组织或医生进行指导，制定合理的运动方案。

# 培养健康的兴趣爱好

痛苦和无聊是剥脱人们幸福感的两大敌人，吸烟等恶习使人们在获得短暂愉悦感后，生活变得更加空洞和无聊，而兴趣爱好恰恰是对抗无聊与空洞的利器。而用一个好的习惯去代替一个坏的习惯，比拼尽全力去改掉一个坏习惯要容易。所以吸烟者可以通过培养一个健康的兴趣爱好去代替吸烟的恶习。

任何一个健康的兴趣爱好都有益身心，比如，读书可以陶冶情操，更加开阔视野；音乐可以舒缓情绪，缓解精神压力。但前提是你必须喜欢。只有发自肺腑的喜欢才能沉浸其中，从而告别以吸烟打发时间的方式。

那么，如何才能找到自己真正喜欢的事情呢？

## 1. 罗列喜欢的事项

吸烟者在选择有益身心的兴趣爱好时，最好尊重内心的声音，列出自己日常喜欢的一些事项，比如，读书、唱歌、旅游等，只有对这些活动能够保持热情，保持最原始的那份喜爱，才是培养兴趣爱好的根本。

如果无法确定自己的喜好，吸烟者可以尽量将自己暴露在更多的感官兴趣中，体验让自己感到激动的事物，能够激发尝试欲望的事物就可作为自己的兴趣爱好。

## 2. 不可操之过急

当吸烟者选择好自己的兴趣爱好后，不可操之过急，需要静下心来观察自己的态度。由于兴趣爱好不是任务，也不是工作，是一项自愿去做的事情。吸烟者需要发自内心将其视为与吃饭睡觉一样的日常生活中的一部分才具有可行性。如此一来，在工作的闲暇时间，吸烟者才能自发地去做这些事。

比如，一个人想要学习弹吉他，但市面上的吉他十分贵，他虽然可以购买几节音乐课程，却担忧自己坚持不下来，就放弃了买吉他的打算，只是单纯地学习。而另一个也非常喜欢弹吉他，在开始学习之前就购买了一把吉他。前者由于总是抱着一种学习的心态，将其视为一种课程，一项任务来完成，最终放弃了学吉他的打算；而后者虽然没有学习专业的吉他演奏，但每次闲暇时就抱着吉他自学，他认为弹吉他是自己愿意做的事，保持了最初热爱这个兴趣的心。

找到兴趣后，更重要的是坚持下去。只有坚持下去，才能让这个兴趣爱好真正的改变自己的生活，才能赶走之前用吸烟打发无聊和空虚的习惯。如果总是三分钟热度，用不了几天，吸烟的习惯就会再次复活。

大多数人很容易开始一个新的计划，却很难坚持下来，这样的半途而废，会带给他们反复的挫败感。

一旦失去了坚持，盲目选择就会出现，进而逐渐形成一个不断重复且没有结果的循环。比如，无聊——练习瑜伽——心情愉悦——因突发事件被迫放弃——无聊——想起自己好久都没有练习瑜伽——内疚——重新选择一个适合当前生活的兴趣——跑步——大汗淋漓，精神抖擞——因下雨被迫放弃——因遗忘感到内疚——再次选择一个适合自己的兴趣……结果不但任何一个兴趣都无法坚持下去，还会越来越消极的评价自我。

那吸烟者该如何坚持自己选择的兴趣爱好呢？

坚持的核心在内驱力管理，也就是说要保存而不是消耗内驱力。内驱力的消耗大多数是由于自我对抗，是人们的理智和情感与现实的担忧和懒惰之间的对抗。如果一味使用强迫自己的方式令自己坚持某件事，内驱力永远处于被消耗的状态，一旦内驱力消耗殆尽，任何事都再也提不起兴趣。

而保存内驱力就意味着放弃与自己的对抗，允许情感和懒惰的存在，等情感宣泄完、懒惰休息完之后，吸烟者也就保存了内驱力，能够更好地去培养自己的兴趣爱好。

自律的人之所以能够长期做一件事情，其根源就在于他们拥有很多个不同层次的生活习惯，在生活中他们是不需要消耗内驱力的，才能获得长期坚持的结果。因此，坚持就意味着停止自我对抗，停止强迫自己，按照自己最舒服的方式进行生活。

当吸烟者拥有了健康的兴趣爱好之后，时间就变得珍贵起来，不再空虚无聊，也不再需要用吸烟、喝酒来打发时间，而这些爱好也会使吸烟者的生活变得积极向上，充满正能量。

# 不要让"戒烟"影响你的生活

当吸烟变成了一种习惯，人的大脑对愉悦感的获取已经产生了思维惯性，或者形成了心理条件反射。戒烟在某种意义上也被看作是一种牺牲，从而使吸烟者的内心产生诸多的不适，并且为了避免其他因素对戒烟产生干扰，吸烟者会切断以往与吸烟产生联系的行为或社交活动，进而影响正常的工作和生活。

吸烟者一旦为了戒烟而选择让步，就会在戒烟之路上苦苦挣扎。比如，一些人习惯在打游戏的时候吸烟，为了戒烟，把游戏一并戒了；一些人喜欢广交朋友，而吸烟作为大众认知中的一项社交手段，在社交场合难以避免，为了戒烟，彻底远离了朋友，告别了社交活动等。总的来说，就是一些人为了防止带有记忆点的环境和爱好，勾起自己的吸烟欲望，从而将这些活动从日常生活中剔除出去。如此一来，吸烟者难免会在生理以及心理上出现一种强烈的不适应感，也正是这种不适应感，让整个戒烟的过程充满了煎熬。一旦吸烟者将这种煎熬归咎于戒烟，而非由于生活被过度改变而出现的不适应，就会无端增加戒烟的难度。

戒烟让自己的生活变得单调且乏味，成为多数吸烟者对戒烟的认知，使他们错误地认为戒烟是一件充满牺牲的事情。其结果不是从此放弃戒烟的打算，就是在日常生活中有效地控制吸烟的量，但依然无法真正切断对香烟的依赖。

娱乐活动和兴趣爱好是在日常生活中带给人们刺激感和愉悦感的主要方式，一旦这些行为因戒烟而被迫放弃，不能玩游戏，不能参加社交活动，戒烟者就认为生活就会因戒烟而变得痛苦，这种情况是非常不利于戒烟的。

对于戒烟，大多数人会认为是意志力和烟瘾的较量，时刻提醒自己正在戒烟的事实，并尽量增强自己的意志力，警惕烟瘾的来袭。但亚伦·卡尔认为，吸烟的欲望来自内心的执念，当吸烟者的内心忘记吸烟时，所谓的烟瘾和心瘾都将不复存在，相反，越执着于戒烟，心瘾的反噬就越加强烈。这也是很多人无法戒除烟瘾的原因之一。

这种现象在很多吸烟者身上都得到了体现，一些大呼小叫、打赌戒烟的人，越发难以戒除烟瘾，他们能够毫不犹豫地做出戒烟的决定，也能够在十几个小时后宣布戒烟失败。相反，那些戒烟成功的人，往往是那些一边戒烟，一边沉默不语的人。

想要避免戒烟对正常的工作和生活产生影响，吸烟者可以遵循以下三种法则，逐渐遗忘自己正在戒烟的事实。

## 1. 正常生活

戒烟最大的误区就是肆意破坏正常的生活，所有的活动都为戒烟让路。一些吸烟者认为在戒烟的过程中，一定要远离酒局、压力、无聊等极易诱发烟瘾的因素，当烟瘾得到有效控制之后，再回归到正常的生活。

但是，吸烟者要告诉自己，从自己停止吸烟的那一刻开始，自己就已经是一个非吸烟者，也要完全将自己看作是一个非吸烟者，尽量避免让戒烟影响正常的生活。一旦吸烟者因戒烟而失去了正常的生活，潜意识就会将生活中一切的烦躁、抑郁等负面情绪的出现归咎于戒烟，最终导致戒烟失败。

## 2. 避免记录

很多吸烟者在戒烟初期总是喜欢记录自己的戒烟时间，以此来强化自己的意志力，进一步和烟瘾进行抗争，或者将其视为一种成就感来激励自己。但是，每一次打卡，每一次记录都在提醒自己正在戒烟的事实，在无形中也是对吸烟欲望的一种呼唤。

如果吸烟者在戒烟的过程中作为一个非吸烟者去生活，就需要放弃这些行为，因为戒烟只是生活中一件微不足道的事情，不要将它看得过于重要，更不要被那些成就感暂时蒙蔽了双眼。

## 3. 淡然处之

何为戒除烟瘾？就是无法对其产生依赖感。就像打台球等娱乐活动一样，是一件稀松平常的事情，别人邀请自己打，能够与对方玩得尽兴，双方分手之后，也不会对台球产生难以割舍的情愫。

一些吸烟者在戒除烟瘾后，生理上戒断症状完全消失，会因立场的改变而俯视吸烟者，炫耀自己的立场和戒烟成果。这种行为也是过于看重吸烟和戒烟这两件事，其根源还是没有放下对香烟的执念，而执念最容易诱发心瘾，从而产生复吸的行为。

因此，在戒烟的过程中，吸烟者不必为戒烟放弃正常的生活习惯，以一种淡然的态度来对待戒烟这件事，从念头上掐断对香烟的眷恋。